D1722215

H. Scholz/R. Noack

Antimikrobiotika im Kindes- und Jugendalter

H. Scholz / R. Noack

Antimikrobiotika im Kindes- und Jugendalter

5., neubearbeitete Auflage

URBAN & FISCHER

Zuschriften und Kritik an:
Urban & Fischer, Lektorat Medizin, Karlstraße 45, 80333 München

Anschriften der Autoren:
Prof. Dr. med. Horst Scholz
Institut für Infektiologie, Mikrobiologie
und Hygiene
Klinikum Buch
Wiltbergstraße 50
13122 Berlin

Dr. med. Rainer Noack
Institut für Infektiologie, Mikrobiologie
und Hygiene
Klinikum Buch
Wiltbergstraße 50
13122 Berlin

Wichtiger Hinweis für den Benutzer

Die Erkenntnisse in der Medizin unterliegen laufendem Wandel durch Forschung und klinische Erfahrungen. Die Autoren dieses Werkes haben große Sorgfalt darauf verwendet, daß die in diesem Werk gemachten therapeutischen Angaben (insbesondere hinsichtlich Indikation, Dosierung und unerwünschten Wirkungen) dem derzeitigen Wissensstand entsprechen. Das entbindet den Nutzer dieses Werkes aber nicht von der Verpflichtung, anhand der Beipackzettel zu verschreibender Präparate zu überprüfen, ob die dort gemachten Angaben von denen in diesem Buch abweichen und seine Verordnung in eigener Verantwortung zu treffen.

Die Deutsche Bibliothek – CIP-Einheitsaufnahme
Ein Titelsatz für diese Publikation ist bei der Deutschen Bibliothek erhältlich

5. Auflage 2000
© 2000 Urban & Fischer Verlag · München · Jena
00   01   02   03   04   5   4   3   2   1

Um den Textfluß nicht zu stören, wurde bei Patienten und Berufsbezeichnungen die grammatikalisch maskuline Form gewählt. Selbstverständlich sind in diesen Fällen immer Frauen und Männer gemeint.

Planung: Dr. med. Thomas Hopfe, München
Lektorat: Dr. med. Gisela Heim, München
Redaktion: Susanne C. Bogner, Dachau
Herstellung: Heinz Högerle, Horb-Rexingen
Satz: Gesetzt in der Helvetica, bei Laupp & Göbel, Nehren
Druck: Gulde-Druck, Tübingen
Bindung: Riethmüller, Stuttgart
Umschlaggestaltung: prepress ulm GmbH, Ulm
Titelabbildung: Leonhard Simon (8 Jahre)

Aktuelle Informationen finden Sie im Internet unter: http://www.urbanfischer.de

Vorwort

Durch die Kostenexplosion in der Medizin muß auch in der Pharmakotherapie verstärkt nach Wegen gesucht werden, die Kosten zu reduzieren, ohne die Qualität in der Betreuung der Patienten zu verringern. Bei der Behandlung von erregerbedingten Krankheiten will man vielfach die Kostendämpfung auch über eine Einsparung von Antimikrobiotika erreichen. Daß dieser Weg gar nicht selten der falsche ist, beweisen bioökonomische Studien.

Eine antiinfektive Therapie ist in der Regel eine kurative Therapie. Mehrausgaben für Antimikrobiotika führen daher gar nicht selten zu einer Reduktion der Gesamttherapiekosten und damit zu einer Entlastung der Solidargemeinschaft, die schließlich nicht nur für die Tagestherapiekosten aufkommen muß. Entscheidend ist, daß die antimikrobielle Chemotherapie indiziert ist und richtig gehandhabt wird. Vor allem sind ein frühzeitiger Beginn der antimikrobiellen Chemotherapie und eine richtige Auswahl effektiver Antimikrobiotika zu fordern. Da hierbei viele Kriterien beachtet werden müssen, sind praxisrelevante Entscheidungshilfen in prägnanter Zusammenstellung für den Arzt im niedergelassenen und stationären Bereich hilfreich.

Das vorliegende Buch erscheint unterdessen in der 5. Auflage und gibt die Erfahrungen von drei Jahrzehnten infektiologischer Tätigkeit im Kindes- und Jugendalter wieder. Man kann sicherlich hier und da anderer Auffassung sein. Die Autoren akzeptieren auch kontroverse Meinungen. Sie hoffen aber, daß die eigenen Empfehlungen als Anregung zum Nachdenken verstanden werden und helfen, die täglichen Entscheidungen bei der Betreuung von Patienten mit Infektionskrankheiten zu erleichtern.

Berlin, im Herbst 2000
H. Scholz
R. Noack

Abkürzungsverzeichnis

aqua dest.	aqua destillata
d	dies (lat. Tag)
E	Einheit
ED	Einzeldosis
g	Gramm
h	Stunde
HWZ	Halbwertzeit
i. m.	intramuskulär
i. v.	intravenös
IE	Internationale Einheit
J.	Jahre
kg	Kilogramm
KOF	Körperoberfläche
l	Liter
LM	Lebensmonat
LJ	Lebensjahr
LW	Lebenswoche
m^2	Quadratmeter
max.	maximal
MBK	minimale bakterizide Hemmkonzentration
MHK	minimale Hemmkonzentration
ml	Milliliter
Mio.	Million
mg	Milligramm
μmol	Mikromol
μg	Mikrogramm
p. o.	per os
Std.	Stunde
tägl.	täglich
Tbl.	Tablette
Trim.	Trimethoprim
W	Woche
ZNS	Zentralnervensystem
$<$	kleiner als, jünger als
$>$	größer als, älter als, schwerer als

Inhalt

1 Leitsätze der antiinfektiven Chemotherapie

Bei der Anwendung von Antiinfektiva sind Regeln zu beachten, die als Leitsätze kurz formuliert werden.

1 Bei der Auswahl und Dosierung eines Antimikrobiotikums sind die folgenden *Kriterien* zu beachten:
- Art der/des Erreger(s),
- Sensibilität der/des Erreger(s),
- pharmakokinetische Eigenschaften der Antiinfektiva unter Berücksichtigung der Organfunktionen des Patienten (Niere, Leber),
- Nebenwirkungen,
- ambulante oder stationäre Therapie,
- Therapiekosten.
  Eine *gezielte Therapie* setzt die Kenntnis des Erregers und dessen Sensibilität voraus. Wenn bei der Auswahl des Antiinfektivums von Erregern ausgegangen wird, die nur mit hoher Wahrscheinlichkeit vermutet werden (aber nicht nachgewiesen sind), wird von einer *kalkulierten Therapie* gesprochen. Sind die Erreger unbekannt und werden keine mikrobiologischen Untersuchungen vorgenommen, kann die antimikrobielle Therapie nur „blind" erfolgen. Dieses Vorgehen sollte jedoch zu den Ausnahmen gehören.

2 Die wichtigsten *Nebenwirkungen* einer antimikrobiotischen Therapie sind:
- allergisch-toxische Reaktionen,
- Verschleierung von Krankheitsbildern (!),
- Selektion resistenter Keime (!), deshalb strenge Indikationsstellung – vor allem im stationären Bereich.

3 *Dauer der antimikrobiellen Chemotherapie:* so lange wie nötig, aber so kurz wie möglich halten. Wenn die Therapie unnötig ist, ist sie sofort zu beenden. Eine Mindestdauer einer einmal begonnenen antimikrobiellen Therapie gibt es nicht.

4 Keine unnötige antimikrobielle *Prophylaxe*. Für die perioperative Prophylaxe reicht in der Regel eine Dauer von mehreren Stunden aus.

5 Die *lokale Anwendung* von Antiinfektiva ist häufig nicht indiziert oder deren Nutzeffekt ist nicht bewiesen. Wenn es irgendwie möglich ist, sollte man keine Antiinfektiva auswählen, die systemisch angewendet werden.

6 Insbesondere bei schweren und seltenen Infektionskrankheiten sollte eine *mikrobiologische Diagnostik* erfolgen. Richtige Probenentnahme (Kontamination verhindern), Aufbewahrung bei vorgeschriebener Temperatur (Nativmaterial: 2–8 °C, Material in Blutkultur-flaschen: 36 °C) und umgehender Transport (möglichst Transport-medien verwenden) sind unabdingbar. Für die schnelle Klärung der Ätiologie einer bakteriellen Infektion ist nach wie vor das Gram-präparat gut geeignet. Aus Material, das in Transportmedien einge-sandt wird, läßt sich kein Grampräparat anfertigen.

Wichtig: Der Untersuchungsschein muß die für den Mikrobiologen wichtigen Daten enthalten (exakte Diagnose, alle gewünschten Untersuchungen, vorangegangene Behandlung mit Antbiotika). Wer-den spezielle Untersuchungen gewünscht, ist zuvor der Mikro-biologe zu konsultieren.

7 *Sensibilitätsbestimmung:* Der Blättchentest erlaubt nur halbquanti-tative Angaben (s = sensibel, i = intermediär, r = resistent). Er hat eine Fehlerquote von bis zu 15 %. Bei schweren Infektionskrankhei-ten, Infektionen immundefizienter Patienten und Nachweis von sog. Problemkeimen sollte die Sensibilität der Bakterien gegenüber Anti-biotika quantitativ bestimmt werden: Minimale Hemmkonzentration (MHK) und evtl. auch minimale bakterizide Hemmkonzentration (MBK) anfordern.

Die lokale Resistenz der wichtigsten Bakterien sollte bekannt sein.

8 Zur Interpretation der mikrobiologischen Daten ist die Kenntnis der *pharmakokinetischen Eigenschaften* des eingesetzten Antiinfekti-vums unabdingbar. Bei Betalaktamantibiotika ist die Zeit, in der die Konzentration des Antibiotikums größer als der MHK-Wert ist, be-deutungsvoll (Abb. 1.1): t > MHK sollte mindestens 40 % des Dosie-

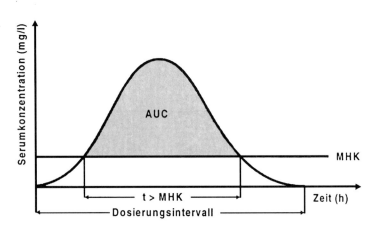

Abb. 1.1 Parameter zur Beurteilung der Wirksamkeit eines Antibiotikums.

rungsintervalls betragen. Werden Aminoglykoside oder Chinolone eingesetzt, sind Spitzenspiegel anzustreben, die etwa 10fach höher sind als der MHK-Wert oder der Wert für AUC (area under the curve) sollte 250fach größer sein als der der MHK. Beim Einsatz von Virustatika richtet man sich sinngemäß nach der 50%igen Hemmkonzentration (IC_{50}). Letztendlich entscheidend ist die Konzentration des Antiinfektivums am Infektionsort. Deshalb muß die Gewebegängigkeit bekannt sein.

9 Antimikrobiotika sollten im Kindesalter möglichst per os oder i. v. (Kurzinfusion) verabreicht werden. Bei der Gabe per os ist unbedingt auf die Angaben zur *Bioverfügbarkeit* zu achten. Sie ist im Säuglingsalter, insbesondere bei Neugeborenen, bei einem Malabsorptionssyndrom und bei Gastroenteritis reduziert. Außerdem werden viele Antiinfektiva nach einer Nahrungsaufnahme schlechter, einige aber auch besser resorbiert. Antiinfektiva mit signifikant reduzierter Bioverfügbarkeit nach Nahrungsaufnahme sollten nicht in der Zeit von 1 Stunde vor bis 2 Stunden nach der Mahlzeit eingenommen werden. Auf Interaktionen mit anderen Medikamenten ist zu achten.

10 Die Wirkung einer antimikrobiellen Therapie wird wesentlich von der *Compliance* bestimmt. Diese ist bei einer ambulanten Behandlung per os oft nur dann ausreichend, wenn Antiinfektiva ein- oder zweimal täglich verordnet werden. Daher sollten möglichst Antiinfektiva mit einer Halbwertzeit von > 1 Std. ausgewählt werden. Bei einigen Krankheiten können aber auch Antiinfektiva mit einer kürzeren Halbwertzeit zweimal täglich verordnet werden (z. B. Streptokokken-Tonsillitis). Außerdem ist für eine gute Compliance der Geschmack von Saftzubereitungen von Bedeutung.

11 Die antimikrobielle Therapie ist eine kausale Therapie. Die *Gesamtkosten* können daher durch eine rechtzeitige, indizierte und richtig gehandhabte Anwendung von Antiinfektiva reduziert werden. Bei einer schweren bakteriellen Infektionskrankheit sollte unverzüglich mit einer breiten, empirischen Therapie (Interventionstherapie) begonnen werden. Eine i. v. Therapie ist so bald wie möglich auf eine Behandlung per os umzustellen (Sequenztherapie).

12 *Ursachen für Versagen einer antimikrobiellen Therapie* nach 3–4 Tagen:

Erreger

- Der isolierte Erreger ist nicht der (alleinige) ursächliche Erreger (Kontamination, Mischinfektion).

- Nach Auslandsaufenthalt an Penicillin-resistente Pneumokokken, Beta-laktamase-bildende H. influenzae-Stämme und multiresistente Erreger denken.
- Resistenzentwicklung unter der Therapie (selten).
- Bei fehlender Erregerisolierung an Infektionen durch Mykoplasmen, Chlamydien, Legionellen, Coxiellen, Brucellen, Mykobakterien etc. denken. (Anamnese: Tierkontakt etc.)
- Es liegt keine bakterielle Infektion vor (Virus-, Pilz- oder Parasiteninfektion: Auslandsaufenthalt).
- Es liegt überhaupt keine Infektion vor (Kollagenose, Tumor, Medikamenten-Fieber etc.).

Antiinfektiva

- Falsches Antibiotikum/Antiinfektivum (vor allem bei fehlender Erregerisolierung).
- Falsche Reisistenzbestimmung (häufiger als angenommen, Bestimmung der minimalen Hemmkonzentration).
- Nichtbeachten der pharmakokinetischen Eigenschaften (Bioverfügbarkeit, Gewebegängigkeit, etc.).

Patient

- Alter
- Immundefizienz (angeboren, Tumor, immunsuppressive Therapie etc.).
- Fremdkörper (Katheter, Shunt, Implantat).
- Schlechte Compliance.

Antibiotika und andere antibakterielle Chemotherapeutika

Betalaktamantibiotika

Penicilline

- Benzylpenicilline — Benzylpenicillin (Penicillin G), Benzylpenicillin-Procain, Benzylpenicillin-Clemizol, Benzylpenicillin-Benzathin
- Phenoxypenicilline — Phenoxymethylpenicillin (Pencillin V, Benzathin-Penicillin V); Phenoxypropylpenicillin (Propicillin); Azidobenzylpenicillin (Azidocillin)
- Isoxazolylpenicilline — Oxacillin, Cloxacillin, Dicloxacillin, Flucloxacillin
- Aminopenicilline — Ampicillin, Amoxicillin, Bacampicillin
- Acylaminopenicilline — Azlocillin, Mezlocillin, Piperacillin, Apalcillin
- Carboxypenicilline — Carbenicillin, Ticarcillin, Temocillin

Cephalosporine, parenterale

- Gruppe 1 — Cefazolin, Cefazedon
- Gruppe 2 — Cefuroxim, Cefotiam, Cefamandol
- Gruppe 3a — Cefotaxim, Ceftriaxon, Cefmenoxim, Ceftizoxim, Cefodizim
- Gruppe 3b — Ceftazidim, Cefepim, Cefpirom, Cefoperazon
- Gruppe 4 — Cefsulodin
- Gruppe 5 (Cephamycine) — Cefoxitin, Cefotetan, Latamoxef, Flomoxef

Oralcephalosporine

- Gruppe 1 — Cefalexin, Cefadroxil, Cefaclor
- Gruppe 2 — Cefuroximaxetil, Loracarbef, Cefprozil, Cefotiamhexetil
- Gruppe 3 — Cefpodoximproxetil, Cefetametpivoxil, Ceftibuten, Cefixim

---

Carbapeneme

Imipenem/Cilastatin, Meropenem

Monobactame

Aztreonam

Betalaktamase-Hemmer-Kombinationen

- Clavulansäure   Amoxicillin + Clavulansäure, Ticarcillin + Clavulansäure
- Sulbactam   Ampicillin + Sulbactam, Sultamicillin (Doppelester von Ampicillin und Sulbactam), Sulbactam (als Monosubstanz)
- Tazobactam   Piperacillin + Tazobactam

Aminoglykoside

- ältere   Streptomycin, Neomycin, Kanamycin, Paromomycin, Spectinomycin
- neuere   Gentamicin, Tobramycin, Netilmicin, Amikacin

Makrolide

- 14er Ringsystem   Erythromycin, Clarithromycin, Roxithromycin, Dirithromycin
- 15er Ringsystem   Azithromycin
- 16er Ringsystem   Spiramycin, Josamycin, Miocamycin
- Ketolide   Telithromycin

Lincosamide

Lincomycin, Clindamycin

Streptogramine

Quinupristin-Dalfopristin

Glykopeptide

Vancomycin, Teicoplanin

Tetracycline

- ältere   Oxytetracyclin, Tetracyclinhydrochlorid
- neuere   Doxycyclin, Minocyclin

Chloramphenicol

Fosfomycin

Fusidinsäure

Nitrofurane

Nitrofurantoin

Nitroimidazole

Metronidazol, Tinidazol, Ornidazol

Rifampicin

Oxazolidinone

Linezolid

Sulfonamide

Monosubstanzen

- Kurzzeitsulfonamide   Sulfadiazin, Sulfamethoxazol
- Langzeitsulfonamide   Sulfadoxin, Sulfalen, Sulfamerazin
- Schwer resorbierbare   Formylsulfisomidin, Phthalylsulfathiazol
  Sulfonamide

Diaminopyrimidin-Sulfonamid-Kombinationen

- Trimethoprim-Sulfonamid   Trim.-Sulfamethoxazol (Co-trimoxazol), Trim.-Sulfamerazin, Trim.-Sulfametrol, Trim.-Sulfadiazin
- Tetroxoprim-Sulfonamid   Tetroxoprim-Sulfadiazin (Cotetroxacin)

Chinolone

ältere

                              Nalidixinsäure, Pipemidsäure

neuere

- Gruppe 1   Norfloxacin, Pefloxacin
- Gruppe 2   Ciprofloxacin, Ofloxacin, Enoxacin, Fleroxacin
- Gruppe 3   Levofloxacin, Sparfloxacin
- Gruppe 4   Moxifloxacin, Gatifloxacin

Lokalantibiotika

- Polymyxine   Colistin, Polymyxin B
- Aminoglykoside   Neomycin
- Sonstige   Bacitracin, Mupirocin, Tyrothricin

Antituberkulotika

- Erste Wahl   Ethambutol, Isoniazid, Pyrazinamid, Rifampicin, Streptomycin
- Zweite Wahl   Clofazimin, Dapson, Ethionamid, Rifabutin, Paraaminosalicylsäure u. a. (z. B. Azithromycin, Clarithromycin, Amikacin, Ciprofloxacin, Levofloxacin)

Antimykotika

Polyene

Amphotericin B, Liposomales
Amphotericin B, Amphotericin B
Lipidkomplex, Amphotericin B
Kolloidkomplex
Liposomales Nystatin

Azole

- Imidazole
- Triazole

Ketoconazol, Miconazol
Fluconazol, Itraconazol, Voriconazol

Flycytosin

Griseofulvin

Terbinafin

Antimykotika zur topischen Anwendung

Nystatin, Amphotericin B; Clotrimazol,
Econazol, Isoconazol, Miconazol,
Tioconazol und andere Azole; Ciclopirox;
Tolnaftat, Amorolfin

Virustatika

Nukleosid-Analoga mit vorwiegender Wirkung gegen Herpesviren

Aciclovir, Valaciclovir, Penciclovir,
Ganciclovir, Brivudin; lokal auch Idoxuridin,
Trifluridin, Vidarabin u. a.

Virustatika mit vorwiegender Wirkung gegen HIV

- Hemmung der
  Transkriptase
- Hemmung der
  viralen Protease
  (Proteaseinhibitoren)

Didanosin, Lamivudin, Stavudin, Zalcitabin, Zidovudin; Delavirdin, Nevirapin u. a.
Indinavir, Nelfinavir, Ritonavir, Saquinavir u. a.

Virustatika mit Wirkung gegen Influenza-Viren

Amantadin, Rimantadin; Zanamivir, Oseltamivir und andere Neuramidase-Hemmer

Andere Virustatika

Foscarnet, Ribavirin, Cidofovir

Zytokine

Interferon α, β, γ

Antiparasitika

Antiprotozoika

- wirksam gegen Malaria

- sonstige

Atovaquon + Proguanil, Chinin, Chloroquin, Halofantrin, Mefloquin, Primaquin, Proguanil
Benznidazol, Diloxanid-Furoat, Eflornithin, Metronidazol, Natriumstibogluconat, N-Methyl-glucaminantimonat, Nifurtimox, Pyrimethamin, Suramin, Tinidazol

Anthelminthika

Albendazol, Diäthylcarbamazin, Ivermectin, Mebendazol, Niclosamid, Praziquantel, Pyrantel, Pyrviniumembonat, Tiabendazol

Als Oberbegriff für antimikrobielle Substanzen wird zunehmend der Begriff „Antiinfektiva" gebraucht. Darunter werden Antibiotika (ursprüngliche Definition: von Pilzen und Bakterien produzierte antimikrobielle Substanzen) und andere antibakterielle Chemotherapeutika, Antimykotika, Virustatika und Antiparasitika zusammengefaßt.

Im folgendem werden Antiinfektiva unter besonderer Berücksichtigung der Belange des niedergelassenen Bereichs beschrieben; über Antiparasitika siehe Kapitel 6. Antiinfektiva, deren Bioverfügbarkeit durch eine gleichzeitige Nahrungsaufnahme reduziert wird, sollten möglichst nicht in der Zeit von 1 Stunde vor bis 2 Stunden nach einer Mahlzeit verabreicht werden. Die Eiweißbindung wird wegen der geringen klinischen Bedeutung nur dann angegeben, wenn sie sehr hoch ist.

Die **Dosierungsempfehlungen** gelten für Patienten mit ausreichender Nierenfunktion. Dosierungsangaben für Neugeborene beziehen sich auf Kinder mit einem Körpergewicht von > 2000 g. Die tägliche *Maximaldosis* entspricht, wenn nicht anders ausgewiesen, der Erwachsenendosis. Über Dosierung bei Niereninsuffizienz siehe Kapitel 8.

Die intravenöse Gabe der Antimikrobiotika sollte bei Kindern möglichst immer als Kurzinfusion erfolgen. Eine intramuskuläre Applikation ist meistens nicht notwendig.

Abacavir   Ziagen®

Virustatikum (Nukleosid-Analogon), das die reverse Transkriptase hemmt. Abacavir muß, um wirksam werden zu können, in ein Triphosphat umgewandelt werden (Carbovir-Triphosphat). Nebenwirkungen: Überempfindlichkeitsreaktionen (Fieber, Exanthem), diese Patienten dürfen Abacavir nicht ein 2. Mal erhalten (lebensbedrohliche Komplikationen).

Wirkungsspektrum: HIV.

Pharmakokinetische Eigenschaften: Die orale Bioverfügbarkeit beträgt unabhängig von den Mahlzeiten > 70 %. Gute Liquorgängigkeit (30 % der Plasmaspiegels). Überwiegend renale Ausscheidung. HWZ 1,5 h.

Dosierung:

Kinder:	Keine Angaben, nicht zugelassen.
Jugendliche, Erwachsene:	2 × 300 mg/Tag p. o.

Aciclovir — Acic®, Aciclostad® Zovirax® u. v. a.

Aciclovir ist das erste hochwirksame, selektiv und gut verträgliche Virustatikum zur systemischen Therapie. Die Selektivität kommt dadurch zustande, daß Aciclovir durch *virale* Thymidinkinasen in Monophosphat und danach durch *zelleigene* Kinasen in Aciclovir-Triphosphat, das eigentlich wirksame Virustatikum, umgewandelt wird. Das Varicella-Zoster-Virus ist etwa 10fach schwächer empfindlich als das Herpes simplex-Virus. Deshalb ist bei einer Behandlung von Varizellen oder Zoster besser die höhere Dosis anzuwenden. Wegen der geringen Bioverfügbarkeit sollte Aciclovir therapeutisch möglichst nicht per os oder, wenn das nicht zu umgehen ist, dann in einer hohen Dosierung verordnet werden. Eine lokale Behandlung mit Aciclovir-Creme ist von geringem Wert und in der Regel nicht indiziert (außer Herpeskeratitis). Eine Weiterentwicklung mit höherer Bioverfügbarkeit ist Valaciclovir (Valtrex®).

Wirkungsspektrum: Herpes simplex-Virus, Typ 1 und Typ 2, Varicella-Zoster-Virus.

Keine oder nur schwache Wirkung: Epstein Barr-Virus, Zytomegalie-Virus.

Pharmakokinetische Eigenschaften: Orale Bioverfügbarkeit 20 %, keine wesentliche Reduktion durch Nahrungsmittel. Renale Ausscheidung. HWZ 2,5 Stunden. Die Konzentration in der Muttermilch ist 4fach höher als im Plasma, was jedoch wegen der schlechten Resorption ohne großen Nachteil für das Kind ist.

Dosierung:

Kinder:	30–45 mg/kg/Tag als 1-Stunden-Infusion in 3 ED. 60–80 mg/kg/Tag p. o. in 3–5 ED.
Jugendliche, Erwachsene:	2,5 g/Tag i. v. in 3 ED. 5 × 400–800 mg/Tag p. o. (Therapie). 2 × 200–400 mg/Tag p. o. (Prophylaxe). Bei eingeschränkter Nierenfunktion Dosis anpassen.

Lokal: mehrmals täglich als Aciclovir-Creme, wenn ein früher Therapiebeginn gesichert ist.

Amantadin — Adekin®, InfectoFlu®, Infex®, PK-Merz®, Viregyt®

Virustatikum. Amantadin und seine Weiterentwicklung Rimantadin können zur Prophylaxe und Therapie der Influenza A eingesetzt werden. Eine Behandlung ist aber nur effektiv, wenn sie innerhalb von 24 (–48) Stunden nach Auftreten der ersten Symptome begonnen wird. Unter der Anwendung von

Amantadin/Rimantadin kann es (relativ häufig) zu einer schnellen Resistenzentwicklung der Influenzaviren kommen.

Wirkungsspektrum: Influenza-Virus A.

Keine oder nur schwache Wirkung: Influenza-Virus B.

Pharmakokinetische Eigenschaften: Orale Bioverfügbarkeit 90 %, keine wesentliche Reduktion durch Nahrungsmittel. HWZ 15 Stunden.

Dosierung:

Säuglinge:	Nicht zu empfehlen.
Kinder > 1. LJ:	5 mg/kg/Tag p. o. in 2 ED, max. 150 mg/Tag.
Jugendliche, Erwachsene:	2 × 100 mg/Tag p. o.
Prophylaxe:	Kleinkinder 1 × 50–100 mg/Tag per os, Schulkinder (und > 65jährige) 1 × 100–150 mg/Tag p. o., Erwachsene 1 × 200 mg/Tag p. o.

Amikacin   Biklin®

Amikacin ist ein Reserveaminoglykosid und sollte möglichst nur bei Gentamicin-resistenten Erregern angewendet werden. Teuerstes Aminoglykosid. Synergistische Wirkung in der Kombination mit Betalaktamantibiotika auf Enterobacteriaceae, Pseudomonas und Streptokokken. Keine Wirkung im sauren Milieu (z. B. Abszeß). Bei Nierenfunktionsstörung ist ein Drug monitoring (siehe Kapitel 8) notwendig. Bei der Einmaldosierung sind die Serumspiegel direkt vor der nächsten Infusion (Talspiegel) zu bestimmen.

Wirkungsspektrum: Staphylokokken, Enterobacteriaceae (auch Gentamicin-resistente Stämme), P. aeruginosa.

Keine oder nur schwache Wirkung: Streptokokken einschließlich S. pneumoniae, H. influenzae, Burkholderia cepacia, mallei et pseudomallei, Anaerobier.

Pharmakokinetische Eigenschaften: Orale Bioverfügbarkeit praktisch 0 %. Renale Ausscheidung. Dialysierbar. HWZ 2 Stunden (in der 1. LW 7 Stunden).

Dosierung:

Kinder, Jugendliche, Erwachsene:

15 mg/kg/Tag als Infusion (auch i. m.) in 1–3 ED, max. 1,5 g/Tag bzw. bei Einmaldosierung 1 × 1 g/Tag. Bei eingeschränkter Nierenfunktion Dosis anpassen.

Bei septischen Patienten ist wegen des erhöhten Verteilungsvolumen eine höhere Dosierung zu erwägen. Bei Mukoviszidose kann die Dosis erhöht werden.

Amoxicillin	Amoxypen®, Clamoxyl®, Infectomox®, Jephoxin® u. v. a.

Amoxicillin ist ein zur oralen Behandlung von Kindern bewährtes Antibiotikum. Wegen der hohen Exanthemrate ist es jedoch für Patienten mit infektiöser Mononukleose und lymphatischer Leukämie nicht zu empfehlen. In Deutschland gibt es keine parenterale Form von Amoxicillin.

Wirkungsspektrum: Wie Penicillin G, zusätzlich Enterokokken, H. influenzae (hierzulande sind 3–5 % der Stämme resistent), B. pertussis, Listerien, E. coli, P. mirabilis, Salmonellen, Shigellen. Zu beachten ist die örtlich unterschiedliche, teilweise sehr hohe Resistenzrate (Enterobacteriaceae).

Keine oder nur schwache Wirkung: Staphylokokken, Penicillin-resistente Pneumokokken, M. catarrhalis, Enterobacteriaceae (außer E. coli etc.), P. aeruginosa, Bacteroides, Mykoplasmen, Chlamydien, Legionellen.

Pharmakokinetische Eigenschaften: Orale Bioverfügbarkeit 60–70 %. Blutspiegel mehr als doppelt so hoch wie nach gleicher Dosis Ampicillin per os. Keine wesentliche Beeinträchtigung durch Nahrungsaufnahme. Vorwiegend renale Ausscheidung. Dialysierbar mit Hämodialyse, jedoch nicht mit Peritonealdialyse. HWZ 1 Stunde.

Dosierung:

Kinder 1. LW:	50 mg/kg/Tag p. o. in 2 ED.
Kinder > 1. LW:	50–100 mg/kg/Tag p. o. in 2–3 ED.
Jugendliche, Erwachsene:	3 × 0,5–1(–2) g/Tag p. o.

Amoxicillin-Clavulansäure	Augmentan®

Die Kombination von Amoxicillin mit dem Betalaktamase-Hemmer erweitert das Wirkungsspektrum von Amoxicillin auf solche Keime, die aufgrund von Betalaktamase-Bildung resistent sind. Die Clavulansäure hemmt vor allem Betalaktamasen der Typen II–VI. Sie hat keine nennenswerte eigene antibakterielle Aktivität. Zur Therapie per os gibt es neben der Kombination 4:1 neuerdings auch die Kombination 8:1. Diese ist besser verträglich, bei eingeschränkter Nierenfunktion aber nicht zu empfehlen und für Kinder nicht zugelassen. Die Kombination 4:1 ist wegen der schlechten Verträglichkeit zur orale Therapie nur eingeschränkt geeignet. Keine Anwendung bei infektiöser Mononukleose und lymphatischer Leukämie (hohe Exanthemrate).

Wirkungsspektrum: Wie Amoxicillin, zusätzlich Amoxicillin-resistente (Betalaktamase-bildende) Stämme von S. aureus, S. epidermidis, H. influenzae, M. catarrhalis, Gonokokken, Enterobacteriaceae und B. fragilis.

Keine oder nur schwache Wirkung: Methicillin-resistente Staphylokokken, Penicillin-resistente Pneumokokken, Pseudomonas, Serratia, Enterobacter, M. morganii, P. rettgeri, Acinetobacter, Mykoplasmen, Chlamydien, Legionellen.

Pharmakokinetische Eigenschaften: Bioverfügbarkeit 80–95 %. Durch die Nahrungsaufnahme wird die Resorption von Augmentan® nicht wesentlich beeinträchtigt. Dialysierbar. HWZ bei Kindern: Amoxicillin 1,2–1,4 Stunden, Clavulansäure 0,8–1,0 Stunde, bei Neugeborenen (i. v.) 2,4 Stunden bzw. 1,8 Stunden.

Dosierung:

Kinder < 3. LM:	80 mg/kg/Tag i. v. in 2 ED.
Kinder ≥ 3. LM:	60–100 mg/kg/Tag i. v. oder 37,5–75 mg/kg/Tag p. o. in 3 ED (neue Form: 45 mg/kg/Tag in 2 ED).
Jugendliche, Erwachsene:	3 × 1,2–2,2 g/Tag i. v., 2 × 1 Tbl./Tag p. o. (1 Tbl. = 875 mg Amoxicillin + 125 mg Clavulansäure).

Amphotericin B   **Amphotericin B®**
Liposomales Amphotericin B   **Ambisome®**
Amphotericin B Lipidkomplex   **ABLC®, Abelect®**
Amphotericin B Kolloidkomplex **ABCD®, Amphocil®,**
                        Amphotec®

Amphotericin B hat trotz seiner Toxizität weiterhin einen hohen Stellenwert zur Behandlung invasiver Mykosen. Es besteht keine Korrelation zwischen Serumspiegel und Effektivität. Serumspiegelbestimmungen sind daher nicht notwendig. Die Nebenwirkungen sind häufig von der Infusionsgeschwindigkeit abhängig. Die chronische Toxizität hat ihre Ursache in der Nierenschädigung (Anstieg des Kreatinins, Hypokaliämie, Hypomagnesiämie). Durch die Kombination mit Flucytosin wird die nephrotoxische Wirkung von Amphotericin B vermindert. Die gleichzeitige Gabe von anderen nephrotoxischen Medikamenten sollte man möglichst vermeiden; Kontrolle von Kreatinin etc. Die Toxizität wird auch durch Einkapselung in Liposomen und Komplexierung mit anderen Lipidträgern reduziert.
Die Infusion von Amphotericin B mit konventionellen Fettlösungen für die parenterale Therapie ist dagegen zur Verminderung der Toxizität nicht zugelassen.

Wirkungsspektrum: Candida spp. (C. albicans, krusei, glabrata, tropicalis, parapsilosis), Aspergillus spp. (A. fumigatus, flavus, niger, terreus), Crypto-coccus neoformans, Mucor spp., Sporothrichon sowie Blastomyces der-matitidis, Histoplasma capsulatum, Coccidioides immitis, Paracoccidioides brasiliensis).

Keine oder nur schwache Wirkung: C. lusitaniae, Malassezia furfur, Pseu-doallescheria boydii, Fusarium spp., Scedosporium apiospermum; Erreger der Chromoblastomykose und Dermatophyten (Fadenpilze) wie Microspo-rum, Trichophyton und Epidermophyton.

Pharmakokinetische Eigenschaften: Keine nennenswerte Resorption nach Gabe per os. Gute Gewebegängigkeit, aber nur geringe Penetration in Liquor, Gehirn, Augenkammerwasser, Pleura- und Peritonealflüssigkeit. Aus-scheidung durch die Nieren (5 % in 24 Stunden) und biliär. Die Ausscheidung ist bei Säuglingen < 3 Monate und bei Kindern > 9 Jahre verlangsamt. Kei-ne Kumulation bei Niereninsuffizienz. HWZ 20 Stunden.

Dosierung:

Jedes Alter:	0,1–1,5 mg/kg/Tag (max. 0,05 g/Tag) als 1- bis 3- (bis 8-)stündige Infusion, $1 \times$ /Tag (nach Besserung auch jeden 2. Tag). Beginn mit 0,2 mg/kg/Tag, möglichst langsame Steigerung auf 1–1,5 mg/kg/Tag. Bei schwerer Krankheit Schnellsättigung in 3 Tagen versuchen. Bei Kombination mit Flu-cytosin Beginn mit 0,1 und Steigerung auf 0,6 mg/kg/Tag, bei Aspergillus- und Krypto-kokkusinfektion bis 1,0 (–1,5) mg/kg/Tag. Als Infusionslösung sollte 5%ige Glukose-lösung benutzt werden. Eine Substitution während einer Hämo- oder Peritonealdialy-se ist nicht notwendig.

Liposomales Amphotericin B sowie Lipid- und Kolloidkomplex: 3–7,5 mg/kg/Tag (jedes Alter).

Ampicillin	Ampicillin-Ratiopharm®, Binotal®, Jenampin® u. v. a.

Ampicillin ist ein altbewährtes Penicillin aus der Gruppe der Aminopenicilli-ne. Es ist nicht Penicillinase-fest. Wegen der schlechten oralen Bioverfüg-barkeit sollte es nicht mehr per os verabfolgt werden. Bei etwa 10 % der mit Ampicillin behandelten Patienten tritt, gewöhnlich in der 2. Woche, ein ma-kulöses Exanthem auf (keine Allergie). Die Exanthemrate ist besonders hoch bei Kindern mit infektiöser Mononukleose und Leukämie.

Wirkungsspektrum: Wie Penicillin G, zusätzlich Enterokokken, H. influenzae (3–5 % der Stämme sind hierzulande resistent), B. pertussis, Listerien, E. coli, P. mirabilis, Salmonellen, Shigellen. Zu beachten ist die örtlich unterschiedliche, teilweise sehr hohe Resistenzrate (Enterobacteriaceae).

Keine oder nur schwache Wirkung: Staphylokokken, Penicillin-resistente Pneumokokken, M. catarrhalis, Enterobacteriaceae (außer E. coli etc.), P. aeruginosa, Bacteroides, Mykoplasmen, Chlamydien, Legionellen.

Pharmakokinetische Eigenschaften: Orale Bioverfügbarkeit 40 %, mit Nahrungsaufnahme nur 20 %! Vorwiegend renale Ausscheidung. Dialysierbar mit Hämodialyse, nicht jedoch mit Peritonealdialyse. HWZ 1 Stunde.

Dosierung:

Säuglinge:	100–300 mg/kg/Tag i. v. in 3 ED.
Klein- und Schulkinder:	100–300 mg/kg/Tag i. v. in 3 ED, max. 12 g/Tag.
Jugendliche, Erwachsene:	3 × 1–2 g/Tag i. v.

Ampicillin-Sulbactam   Unacid®, Unacid PD oral®

Die Kombination von Ampicillin mit dem Betalaktamase-Hemmer Sulbactam erweitert das Wirkungsspektrum von Ampicillin auf solche Keime, die aufgrund von Betalaktamase-Bildung resistent sind. Sulbactam hemmt vor allem Betalaktamasen der Typen II–VI. Bis auf eine geringe Wirkung gegen Acinetobacter hat es keine nennenswerte antibakterielle Aktivität. Unacid® ist für das gesamte Kindesalter einschließlich Früh- und Neugeborene zugelassen. Die intravenöse Form ist gut verträglich. Bei Gabe per os treten gehäuft Durchfälle auf. Keine Anwendung bei infektiöser Mononukleose und lymphatischer Leukämie (hohe Exanthemrate).
Die feste chemische Verbindung von Ampicillin mit Sulbactam (Sultamicillin) kann per os verabreicht werden. Sie wird während der Resorption hydrolysiert und als Ampicillin und Sulbactam ins Blut freigesetzt.

Wirkungsspektrum: Wie Ampicillin, zusätzlich Ampicillin-resistente, Betalaktamase-bildende Stämme von S. aureus, S. epidermidis, H. influenzae, M. catarrhalis, Gonokokken, Enterobacteriaceae und B. fragilis.

Keine oder nur schwache Wirkung: Methicillin-resistente Staphylokokken, Penicillin-resistente Pneumokokken, Pseudomonas, Serratia, E. cloacae, M. morganii, P. rettgeri, Mykoplasmen, Chlamydien, Legionellen.

Pharmakokinetische Eigenschaften: Die orale Bioverfügbarkeit von Sultamicillin beträgt 80–85 %, keine Reduktion durch gleichzeitige Nahrungsaufnahme. Ausscheidung über die Nieren. Dialysierbar. HWZ für beide Substanzen etwa 1 Stunde.

Dosierung:

Früh- und Neugeborene:	75 mg/kg/Tag i. v. in 2 ED.
Kinder ab 2. LW:	150 mg/kg/Tag (100 mg Ampicillin + 50 mg Sulbactam) i. v. in 3 ED; 50 mg/kg/Tag p. o. in 2 ED.
Jugendliche, Erwachsene:	3 × 0,75–3 g/Tag i. v., 2 × 375–750 mg/Tag p. o.

Azithromycin — Zithromax®

Azithromycin ist der erste Vertreter der Azalide, einer Untergruppe der Makrolide (1 N-Atom im Lactonring). Seine auffallende Pharmakokinetik erlaubt eine Kurzzeittherapie mit täglicher Einmalgabe über 1–3 Tage (u. a. bei Atemwegsinfektionen). Es gibt zahlreiche neue Therapieindikationen wie Lyme-Borreliose, Ulcus duodeni et ventriculi, Infektionen durch M. avium-Komplex, Typhus u. a. Neuerdings wird auch versucht, Pseudomonas-Infektionen bei chronischer Bronchiolitis oder Mukoviszidose mit Azithromycin (oder Clarithromycin) in Kombination mit einem Pseudomonas-wirksamen Antibiotikum zu behandeln.

Wirkungsspektrum: In vitro gegen grampositive Erreger schwächer und gegen gramnegative Erreger stärker wirksam als Erythromycin. Bisher wirksamstes Makrolid gegen gramnegative Keime, im übrigen ähnlich Erythromycin, u. a. S. pyogenes, Pneumokokken (beachte: unterschiedliche regionale Resistenzhäufigkeit), H. influenzae und parainfluenzae, M. catarrhalis, Mykoplasmen, Chlamydien, Legionellen, B. pertussis, U. urealyticum, Neisserien, Acinetobacter, Yersinia, Salmonellen, Shigellen, V. cholerae, H. pylori, Listerien, B. melitensis, B. burgdorferi, Bacteroides, Mycobacterium avium, Toxoplasma gondii.

Keine oder nur schwache Wirkung: Erythromycin-resistente Streptokokken einschließlich S. pneumoniae, Enterokokken, die meisten Enterobacteriaceae, Pseudomonas, Korynebakterien.

Pharmakokinetische Eigenschaften: Orale Bioverfügbarkeit 37 %. Bei Gabe von Saft oder Tabletten keine Reduktion durch gleichzeitige Nahrungsaufnahme, bei Gabe von Kapseln jedoch deutliche Reduktion. Azithromycin wandert sehr schnell in die Phagozyten und Zellen. Dadurch werden niedrige Serumspiegel, aber hohe Gewebespiegel erreicht. Die intrazelluläre Konzentration von Azithromycin ist über 40fach höher als die extrazelluläre. Die Ausscheidung erfolgt hepatobiliär. Bisher sind im Unterschied zu Erythromycin und Clarithromycin keine klinisch relevanten Interaktionen mit Theophyllin, Carbamazepin, Terfenadin, Warfarin und Methylprednisolon bekannt. HWZ 40 Stunden (nach einer Gabe von 500 mg Azithromycin p. o. ist dessen Gewebekonzentration in den Tonsillen nach 7,5 Tagen noch größer als der MHK_{90}-Wert für S. pyogenes).

Kinder: 10 mg/kg/Tag p. o. in 1 ED über 3 Tage (bei einer 5-Tage-Therapie: 5 mg/kg/Tag am 2.–5.Tag) .

Jugendliche, Erwachsene: 1 × 500 mg/Tag p. o. über 3 Tage oder am 1. Tag 1 × 500 mg, 2.–5. Tag 1 × 250 mg/Tag; bei ausgewählten schweren Infektionskrankheiten auch 1–1,5 g/Tag über mehrere Tage (dann aber unter Audiometrie-Kontrolle).

Aztreonam **Azactam**®

Reserveantibiotikum bei Infektionen durch P. aeruginosa und gramnegative aerobe Bakterien.

Wirkungsspektrum: Fast alle gramnegativen Stäbchen einschließlich Enterobacteriaceae wie Serratia marcescens, Enterobacter, Citrobacter etc., P. aeruginosa und H. influenzae.

Keine oder nur schwache Wirkung: Fast alle grampositiven Bakterien und Anaerobier (Bacteroides u. a.), weiterhin Acinetobacter und Alcaligenes.

Pharmakokinetische Eigenschaften: Ausscheidung über die Nieren. Dialysierbar. HWZ 1,7 Stunde.

Dosierung:

Neugeborene: 50–100 mg/kg/Tag als Kurzinfusion in 3 ED.

Kinder > 4. LW: (50–)100 mg/kg/Tag als Kurzinfusion in 3 ED.

Jugendliche, Erwachsene: 3 × 1–2 g/Tag i. v.

Bacampicillin **Ambacamp**®, **Penglobe**®

Bacampicillin ist ein Resorptionsester des Ampicillins und gilt als Alternative zu Amoxicillin.

Wirkungsspektrum: Wie Ampicillin.

Pharmakokinetische Eigenschaften: Schnelle Resorption. Orale Bioverfügbarkeit 75–95 %, keine wesentliche Beeinträchtigung durch gleichzeitige Nahrungsaufnahme. Ausscheidung über die Nieren. Dialysierbar mit Hämodialyse, nicht mit Peritonealdialyse. HWZ 1 Stunde.

Dosierung:
Säuglinge:	40–80 mg/kg/Tag p. o. in 2–3 ED.
Kinder > 1. LJ:	30–60 mg/kg/Tag p. o. in 2–3 ED.
Jugendliche, Erwachsene:	2–3 × 800 mg/Tag.

Bacitracin   Nebacetin®

Bacitracin ist ein sehr toxisches Chemotherapeutikum und kann daher nur lokal angewendet werden. Wegen des Risikos der Resistenzentwicklung sollte man es nur mit großer Zurückhaltung verordnen. Oftmals können Antiseptika gleiches leisten. Empfohlene Wundantiseptika sind Octenisept, Lavasept, Chloramin T und PVP-Jod.

Wirkungsspektrum: Grampositive Bakterien einschließlich Staphylokokken und Enterokokken, weiterhin H. influenzae, Neisserien.

Keine oder nur schwache Wirkung: Gramnegative Bakterien (außer s. o.), Pilze.

Pharmakokinetische Eigenschaften: Bacitracin kann von Wunden und lädierten Schleimhäuten resorbiert werden. Nach Gabe per os normalerweise keine Resorption. Lokale Anwendung häufig in Kombination mit Neomycin.

Brivudin (BVDU)   Helpin®

Virustatikum aus der Gruppe der Nukeosidanaloga, das durch ein viruskodiertes Enzym phosphoryliert wird. Bromvinyldesoxyuridin (BVDU) ist auf Grund seiner hohen Aktivität und guten Verträglichkeit für die Behandlung von Varizellen, Zoster und mukokutanen Manifestationen einer HSV-1-Infektion bei Patienten mit Abwehrschwäche geeignet. Die gleichzeitige Gabe von 5-Fluoruracil und anderen halogenierten Uracilderivaten ist kontraindiziert. An neuen Derivaten ist Sorivudin (BV-ara-U) in klinischer Erprobung: hohe Aktivität gegen VZV, außerdem wirksam gegen Herpes simplex-Virus, Typ 1, Bioverfügbarkeit 70–80 %.

Wirkungsspektrum: Varicella-Zoster-Virus (VZV), Herpes simplex-Virus, Typ 1 (HSV-1). Die Replikation von VZV wird in vitro über 100fach stärker gehemmt als durch Aciclovir.

Keine oder nur schwache Wirkung: Herpes simplex-Virus, Typ 2 (HSV-2), Epstein Barr-Virus, Zytomegalie-Virus.

Pharmakokinetische Eigenschaften: Bioverfügbarkeit nach Gabe per os ca. 33 %. Ausscheidung renal und biliär. HWZ 23 Stunden. Eiweißbindung: > 95 %.

Dosierung:
Kinder > 1 Jahr: 10–15 mg/kg/Tag p. o. in 2 ED.
Jugendliche, Erwachsene: 2 × 500 mg/Tag p. o.

Cefaclor   Cefaclor-Ratiopharm®, Infectocef®,
                      Kefspor®, Panoral® u. v. a.

Cefaclor war auf Grund seiner mittleren Aktivität gegen H. influenzae lange das führende Oralcephalosporin. Bei etwa 0,06 % der Kinder können Reaktionen auftreten, die der Serumkrankheit ähneln. Die Ursache dieser Nebenwirkung ist aber wahrscheinlich keine Allergie. Kefspor® ist eine neuere galenische Zubereitung von Cefaclor, die eine 2mal tägliche Gabe erlaubt (durch ein Gemisch von Methylhydroxypropylcellulose und Methacrylsäure-Copolymer).

Wirkungsspektrum: Wie Cefalexin, zusätzlich H. influenzae (jedoch nur mäßige Aktivität).

Keine oder nur schwache Wirkung: Enterokokken, Listerien, die meisten Enterobacteriaceae (außer E. coli, Klebsiellen, P. mirabilis), P. aeruginosa, B. fragilis, B. pertussis, Mykoplasmen, Chlamydien, Legionellen.

Pharmakokinetische Eigenschaften: Geringe Stabilität in wäßriger Lösung. Orale Bioverfügbarkeit 90–95 %, nach Nahrungsaufnahme keine nennenswerte Reduktion. Gut schmeckende Saftzubereitungen. Renale Ausscheidung. Dialysierbar (mit Hämodialyse). HWZ 45 Minuten.

Dosierung:
Kinder: 30–50–100 mg/kg/Tag p. o. in 3 ED.
Jugendliche, Erwachsene: 3 × 0,5–1 g/Tag p. o.
Kefspor®: Kinder > 12 Jahre und Erwachsene:
                                  2 × 375–750 mg/Tag p. o.

Cefadroxil   Bidocef®, Cedrox®, Grüncef®

Wirkungsspektrum: Wie Cefalexin.

Pharmakokinetische Eigenschaften: Wie Cefalexin, dialysierbar, HWZ 1,5 Stunden.

Dosierung:
Kinder: 50–100 mg/kg/Tag p. o. in 2 ED.
Jugendliche, Erwachsene: 1–2 × 1–2 g/Tag.

Cefalexin	Cefalexin-Ratiopharm®, Cephalex®, Ceporexin®, Oracef®

Cefalexin ist der führende Vertreter aus der Gruppe der älteren Oralcephalosporine. Diese haben alle eine geringere klinische Wirksamkeit als die parenteralen Cephalosporine der Gruppe 2 und 3.

Wirkungsspektrum: Grampositive Bakterien wie Staphylokokken einschließlich Betalaktamase-bildender Stämme, S. pyogenes, S. agalactiae, Pneumokokken (außer Penicillin-resistenten Stämmen), S. viridans, anaerobe Streptokokken, weiterhin Gonokokken, Meningokokken, M. catarrhalis, E. coli, Klebsiellen, P. mirabilis.

Keine oder nur schwache Wirkung: Methicillin-resistente Staphylokokken, Penicillin-resistente Pneumokokken, Enterokokken, Listerien, H. influenzae, die meisten Enterobacteriaceae, P. aeruginosa, B. fragilis, B. pertussis, Mykoplasmen, Chlamydien, Legionellen.

Pharmakokinetische Eigenschaften: Orale Bioverfügbarkeit 90 %, geringe Reduktion durch gleichzeitige Nahrungsaufnahme. Gut schmeckende Saftzubereitungen. Schlechte Penetration ins Mittelohr. Renale Ausscheidung zu > 90 %. Dialysierbar. HWZ 1 Stunde.

Dosierung:
Kinder: 25–100 mg/kg/Tag p. o. in 3 ED.
Jugendliche, Erwachsene: 3 × 0,5–1,0 g/Tag.
Bei Niereninsuffizienz muß die Dosis angepaßt werden.

Cefamandol	Mandokef®

Für die Behandlung von Infektionskrankheiten im Kindesalter ist Cefamandol kein Mittel der Wahl (besser sind Cefotiam oder Cefuroxim). Cefamandol kann eine Hypoprothrombinämie hervorrufen.

Wirkungsspektrum: Wie Cefuroxim, relativ hohe Aktivität gegen Enterobacter.

Keine oder nur schwache Wirkung: Wie Cefuroxim.

Pharmakokinetische Eigenschaften: Keine Resorption nach Gabe per os. Schlechte Liquorgängigkeit. Renale Ausscheidung. Dialysierbar (mit Hämodialyse). HWZ 35 Minuten.

Dosierung:
Kinder: 75–150 mg/kg/Tag i. v. in 3 ED.
Jugendliche, Erwachsene: 3 × 2 g/Tag i. v.

Cefazolin — Elzogram®

Cefazolin ist ein Cephalosporin mit starker Staphylokokken-Wirksamkeit und schmalem Spektrum. Es ist für die perioperative Prophylaxe geeignet. Für die Behandlung von Infektionskrankheiten im Kindesalter gilt es jedoch nicht als Mittel der Wahl.

Wirkungsspektrum: Staphylokokken einschließlich Betalaktamase-bildender Stämme (außer Methicillin-resistenten Stämmen), S. pyogenes, S. agalactiae, Pneumokokken, S. viridans, anaerobe Streptokokken, Meningokokken, Gonokokken, E. coli, Klebsiellen, P. mirabilis.

Keine oder nur schwache Wirkung: Enterokokken, Listerien, H. influenzae, M. catarrhalis, Enterobacteriaceae (außer E. coli etc.), P. aeruginosa, B. fragilis, Mykoplasmen, Chlamydien, Legionellen.

Pharmakokinetische Eigenschaften: Keine Resorption nach Gabe per os. Renale Ausscheidung. Dialysierbar (mit Hämodialyse). HWZ 1,5 Stunden.

Dosierung:
Kinder: 50–100 mg/kg/Tag i. v. in 2–3 ED.
Jugendliche, Erwachsene: 2–3 × 1–2 g/Tag i. v., i. m.

Cefepim — Maxipime®

Parenterales Cephalosporin der Gruppe 3 mit Pseudomonas-Wirksamkeit. Cefepim hat ein noch breiteres Wirkungsspektrum als Ceftazidim, v. a. gegenüber grampositiven Erregern. Für Kinder ist es nicht zugelassen.

Wirkungsspektrum: Ähnlich Cefotaxim, zusätzlich stärkere Aktivität gegen Staphylokokken (ähnlich Cefuroxim), P. aeruginosa, mäßig aktiv gegen Acinetobacter.

Keine oder nur schwache Wirkung: Methicillin-resistente Staphylokokken, Enterokokken, Listerien, Burkholderia cepacia, Stenotrophomonas maltophilia, C. difficile, B. fragilis, Mykoplasmen, Chlamydien, Legionellen.

Pharmakokinetische Eigenschaften: Keine Resorption nach Gabe per os. Geringfügige Metabolisierung. Renale Ausscheidung. Dialysierbar. HWZ 2 Stunden.

Dosierung:
Kinder: (100–150 mg/kg/Tag i. v. in 3 ED)
Jugendliche, Erwachsene: 2 × 2 g/Tag i. v.

Cefetametpivoxil Globocef®

Orales Prodrug-Cephalosporin (Pivaloyloxymethylester) der Gruppe 3. Staphylokokkenlücke. Bei Atemwegsinfektionen im Kindesalter möglichst nur zur gezielten Therapie einsetzen.

Wirkungsspektrum: Ähnlich Cefixim (verbesserte Aktivität gegen Enterobacteriaceae).

Keine oder nur schwache Wirkung: Ähnlich Cefixim (Staphylokokken, Penicillin-resistente Pneumokokken, Enterokokken, Listerien, Pseudomonas etc.).

Pharmakokinetische Eigenschaften: Orale Bioverfügbarkeit 40 %, nach Nahrungsaufnahme 50 %. Renale Ausscheidung. HWZ 2,3–2,5 Stunden. Cefetametpivoxil sollte nicht zusammen mit Pivalinsäure-haltigen Arzneimitteln und Valproinsäure verabfolgt werden.

Dosierung:

Säuglinge:	Nicht zu empfehlen.
Kinder > 1. LJ:	20 mg/kg/Tag p. o. in 2 ED.
Jugendliche, Erwachsene:	2 × 500 mg/Tag p. o.

Cefixim Cephoral®, Suprax®

Führendes orales Cephalosporin der Gruppe 3 mit guter Wirksamkeit gegen gramnegative Erreger. Staphylokokkenlücke. Bei Atemwegsinfektionen im Kindesalter möglichst nur zur gezielten Therapie einsetzen.

Wirkungsspektrum: Grampositive Bakterien wie S. pyogenes, S. agalactiae, Pneumokokken (außer Penicillin-resistenten Stämmen), S. viridans und anaerobe Streptokokken, weiterhin Gonokokken, Meningokokken, H. influenzae, M. catarrhalis, E. coli, Klebsiellen, P. mirabilis, P. vulgaris, Morganella morganii, Enterobacter cloacae.

Keine oder nur schwache Wirkung: Staphylokokken, Penicillin-resistente Pneumokokken, Enterokokken, Listerien, P. aeruginosa, B. fragilis, B. pertussis, Mykoplasmen, Chlamydien, Legionellen; wenige Wirkungslücken bei Enterobacteriaceae (Citrobacter freundii u. a.).

Pharmakokinetische Eigenschaften: Orale Bioverfügbarkeit 40–50 %, kein wesentlicher Resorptionsverlust nach Nahrungsaufnahme. Gut schmeckende Saftzubereitung. Renale Ausscheidung. Nicht dialysierbar. HWZ 3,2–3,9 Stunden.

Dosierung:

Kinder:	8–12 mg/kg/Tag p. o. in 1–2 ED.
Jugendliche, Erwachsene:	1 × 400–800 mg/Tag p. o.

Cefmenoxim   Tacef®

Cefmenoxim gilt hierzulande für die Behandlung von Kindern nicht als Mittel der Wahl. Unter der Behandlung mit Cefmenoxim kann es zu Gerinnungsstörungen kommen (prophylaktische Gabe von Vitamin K, Kontrolle der Blutgerinnung).

Wirkungsspektrum: Wie Cefotaxim.

Keine oder nur schwache Wirkung: Wie Cefotaxim.

Pharmakokinetische Eigenschaften: Keine Resorption nach Gabe per os. Ausscheidung renal und bis zu 10 % biliär. Schlechte Liquorgängigkeit. Dialysierbar. HWZ 0,8–1,2 Stunden.

Dosierung:

Kinder:	100–150 mg/kg/Tag i. v. in 3 ED.
Jugendliche, Erwachsene:	3 × 1–2 g/Tag i. v.

Cefodizim   Opticef®

Cefodizim ist ein parenterales Cephalosporin mit breitem Wirkungsspektrum. Es ist dem Cefotaxim unterlegen. Ob gewisse immunmodulatorische Eigenschaften für die antimikrobielle Therapie von Nutzen sind, ist nicht bewiesen. Cefodizim kann für die Behandlung von Kindern nicht empfohlen werden.

Wirkungsspektrum: Ähnlich Cefotaxim, aber schwächer wirksam gegen Staphylokokken und Serratia.

Pharmakokinetische Eigenschaften: Nach Gabe per os keine Resorption. Renale Ausscheidung. HWZ 4,2 Stunden.

Dosierung:

Kinder:	Keine Angaben.
Jugendliche, Erwachsene:	2 × 1–2 g/Tag i. v.

Cefoperazon   Cefobis®

Heute entbehrliches Cephalosporin. Für die Behandlung von Kindern nicht zu empfehlen. Unter der Anwendung von Cefoperazon kann es zu Blutgerinnungsstörungen kommen.

Wirkungsspektrum: Ähnlich Cefotaxim, mäßige Aktivität gegen grampositive Erreger, P. aeruginosa.

Keine oder nur schwache Wirkung: Enterokokken, Listerien, B. fragilis, B. pertussis, Mykoplasmen, Chlamydien, Legionellen.

Pharmakokinetische Eigenschaften: Keine Resorption nach Gabe per os. Plasmaeiweißbindung 90 %. Auscheidung zu 70 % biliär, zu 30 % renal. Nicht dialysierbar. HWZ 1,5 Stunden.

Dosierung:
Kinder: 50–100 mg/kg/Tag i. v. in 2–3 ED.
Jugendliche, Erwachsene: 2 × 1–2 g/Tag i. v.
Bei Niereninsuffizienz ist eine Dosisanpassung nicht notwendig.

Cefotaxim   Claforan®

Cefotaxim gilt aus der Gruppe der parenteralen Cephalosporine der Gruppe 3 für die Behandlung von Kindern als Mittel der Wahl. Bei einer Penicillinallergie sollte es nur dann nicht angewendet werden, wenn eine anaphylaktische Reaktion bekannt ist.

Wirkungsspektrum: S. pyogenes, S. agalactiae, Pneumokokken (bei Penicillin-resistenten Stämmen ist eine MHK-Bestimmung zu empfehlen), S. viridans, anaerobe Streptokokken, S. aureus (ausreichende, aber geringere Aktivität als Cephalosporine der Gruppe 2), Meningokokken, Gonokokken, H. influenzae, M. catarrhalis, Enterobacteriaceae einschließlich Morganella, P. vulgaris, Enterobacter, Citrobacter und Serratia, Pasteurella multocida, Treponema pallidum, Borrelia burgdorferi, Fusobacterium nucleatum. Kombinationen mit einem Aminoglykosid oder Acylaminopenicillin wirken oft synergistisch.

Keine oder nur schwache Wirkung: Enterokokken, Listerien, Koagulasenegative und Methicillin-resistente Staphylokokken, Corynebacterium jeikeium, einige Stämme von Enterobacter cloacae und Citrobacter freundii, Acinetobacter, Campylobacter, P. aeruginosa, Stenotrophomonas, Burkholderia, Alcaligenes, Flavobacterium, Bacillus cereus, Clostridium difficile, B. fragilis, Mykoplasmen, Chlamydien, Legionellen.

Pharmakokinetische Eigenschaften: Keine Resorption nach Gabe per os. 30–50 % von Cefotaxim werden verstoffwechselt. Der Hauptmetabolit Desacetyl-Cefotaxim ist antibakteriell wirksam. Bei Meningitis ausreichende Liquorgängigkeit. Ausscheidung renal (auch durch tubuläre Sekretion) und zu 5–10 % biliär. Dialysierbar. HWZ 0,8–1,2 Stunden (Desacetyl-Cefotaxim 1,0–1,3 Stunden); 1. LW 3,1–5,7 Stunden, 2.–4. LW 2,0–3,7 Stunden.

Dosierung:

Kinder 1. LW:	50–100 mg/kg/Tag i. v. in 2 ED.
Kinder > 1. LW:	50–200 mg/kg/Tag i. v. in 2–3 ED.
Jugendliche, Erwachsene:	2–3 × 2 g/Tag i. v.

Eine Dosisanpassung ist im Gegensatz zu den meisten anderen Cephalosporinen nur bei einer schweren Niereninsuffizienz notwendig.

Cefotetan   Apatef®

Cephalosporin mit Anaerobierwirkung. Unter der Anwendung kann es zu Blutgerinnungsstörungen kommen.

Wirkungsspektrum: Anaerobier einschließlich B. fragilis, H. influenzae, Enterobacteriaceae (ähnlich Cefuroxim). Hohe Betalaktamase-Stabilität.

Keine oder nur schwache Wirkung: Staphylokokken, sonst ähnlich Cefuroxim.

Pharmakokinetische Eigenschaften: Keine Resorption nach Gabe per os. Plasmaeiweißbindung 90 %. Ausscheidung renal und bis zu 20 % biliär. Dialysierbar (mit Hämodialyse). HWZ 3–4 Stunden.

Dosierung:

Kinder:	20–60 mg/kg/Tag i. v. in 2 ED.
Jugendliche, Erwachsene:	2 × 1–2 g/Tag i. v., i. m.

Cefotiam   Spizef®

Bewährtes parenterales Cephalosporin der Gruppe 2 mit breitem Spektrum und guter Aktivität gegen Staphylokokken. Cefotiam kann u. a. mit Metronidazol (perioperative Prophylaxe) und mit Aminoglykosiden kombiniert werden. Die orale Form (Cefotiamhexetil) hat sich nicht bewährt.

Wirkungsspektrum: Wie Cefuroxim, gegen Enterobacteriaceae aktiver als Cefuroxim.

Keine oder nur schwache Wirkung: Wie Cefuroxim.

Pharmakokinetische Eigenschaften: Keine Resorption nach Gabe per os. Gute Gewebegängigkeit (Knochen, Pleuraflüssigkeit etc.), schlechte Liquorgängigkeit. Renale Ausscheidung. Dialysierbar. HWZ 1 Stunde.

Dosierung:

Neugeborene:	75–100 mg/kg/Tag i. v. in 2 ED.
Kinder > 4. LW:	75–200 mg/kg/Tag i. v. in 3 ED.
Jugendliche, Erwachsene:	3 × 1–2 g/Tag i. v., 1 × 2 g i. v. (perioperative Prophylaxe).

Cefoxitin   Mefoxitin®

Cephalosporin mit Anaerobierwirkung.

Wirkungsspektrum: Anaerobier einschließlich B. fragilis (zunehmende Resistenzraten), sonst ähnlich Cefuroxim. Hohe Betalaktamase-Stabilität.

Keine oder nur schwache Wirkung: Ähnlich Cefuroxim.

Pharmakokinetische Eigenschaften: Keine Resorption nach Gabe per os. Ausscheidung vorwiegend renal. Dialysierbar (mit Hämodialyse). HWZ 45 Minuten.

Dosierung:

Kinder 1. LW:	40–80 mg/kg/Tag i. v. in 2 ED.
Kinder > 1. LW:	60–150 mg/kg/Tag i. v. in 3 ED.
Jugendliche, Erwachsene:	3–4 × 1–2 g/Tag i. v.

Cefpirom   Cefrom®

Parenterales Cephalosporin der Gruppe 3 mit ausgeprägter Betalaktamase-Stabilität. In Deutschland nicht im Handel. Ähnlich Cefepim.

Wirkungsspektrum: Ähnlich Cefotaxim, zusätzlich stärkere Aktivität gegen Staphylokokken (ähnlich Cefuroxim), P. aeruginosa.

Keine oder nur schwache Wirkung: Siehe Cefepim.

Pharmakokinetische Eigenschaften: Keine Resorption nach Gabe per os. Renale Ausscheidung. Dialysierbar. HWZ 2 Stunden.

Dosierung:

Kinder:	(50–150 mg/kg/Tag i. v. in 2–3 ED).
Jugendliche, Erwachsene:	2 × 1–2 g/Tag i. v.

Cefpodoximproxetil · Orelox®, Podomexef®

Orales Prodrug-Cephalosporin (Ester) der Gruppe 3 mit verbesserter Wirkung gegen gramnegative Bakterien, aber inkonstanter Aktivität gegen Staphylokokken; hohe Betalaktamase-Stabilität.

Wirkungsspektrum: Ähnlich Cefixim, zusätzlich Staphylokokken mit jedoch nur inkonstanter Aktivität.

Keine oder nur schwache Wirkung: Ähnlich Cefixim.

Pharmakokinetische Eigenschaften: Orale Bioverfügbarkeit 40–50 %. Die Resorption wird durch gleichzeitige Nahrungsaufnahme erhöht. Renale Ausscheidung. Dialysierbar (mit Hämodialyse). HWZ 2,4 Stunden.

Dosierung:

Kinder:	8–10 mg/kg/Tag p. o. in 2 ED.
Jugendliche, Erwachsene:	2 × 200–400 mg/Tag p. o.

Cefprozil · Cefzil®

Orales Cephalosporin der Gruppe 2. In Deutschland nicht zugelassen.

Wirkungsspektrum: Ähnlich Cefaclor, etwas stärkere Aktivität gegen grampositive Erreger und H. influenzae.

Keine oder nur schwache Wirkung: Ähnlich Cefaclor, etwas geringere Aktivität gegen Enterobacteriaceae.

Pharmakokinetische Eigenschaften: Orale Bioverfügbarkeit 80–90 %, keine wesentliche Reduktion durch gleichzeitige Nahrungsaufnahme oder Einnahme von mineralischen Antazida. Renale Ausscheidung. HWZ 1,2–1,4 Stunden, bei Kindern 1,6–2,1 Stunden.

Dosierung:

Kinder:	30 mg/kg/Tag p. o. in 2 ED.
Jugendliche, Erwachsene:	2 × 500 mg/Tag p. o.

Cefsulodin · Pseudocef®

Schmalspektrumcephalosporin mit guter Pseudomonas-Wirksamkeit. Nur bei nachgewiesener Pseudomonasinfektion, z. B. bei Kindern mit Mukoviszidose, zu empfehlen.

Wirkungsspektrum: P. aeruginosa (unterschiedliche regionale Resistenzrate). In Kombination mit einem Aminoglykosid synergistische Wirkung.

Keine oder nur schwache Wirkung: Mäßige Aktivität gegen Staphylokokken, Pneumokokken, Meningokokken und Gonokokken. Andere Erreger sind unempfindlich.

Pharmakokinetische Eigenschaften: Vorwiegend renale Ausscheidung. Dialysierbar. HWZ 1,5 Stunden.

Dosierung:

Neugeborene:	50 mg/kg/Tag i. v. in 2 ED.
Kinder > **4. LW:**	50–100 mg/kg/Tag i. v. in 3 ED.
Jugendliche, Erwachsene:	3 × 1–2 g/Tag i. v.

Ceftazidim   Fortum®

Ceftazidim ist ein parenterales Cephalosporin mit breitem Spektrum und guter Pseudomonas-Wirksamkeit. Es kann u. a. mit Aminoglykosiden, Flucloxacillin, Glykopeptiden und Clindamycin kombiniert werden. Bei Penicillinallergie sollte es nur dann nicht angewendet werden, wenn eine anaphylaktische Reaktion bekannt ist.

Wirkungsspektrum: Wie Cefotaxim, zusätzlich P. aeruginosa, Burkholderia, nach Testung auch Stenotrophomonas.

Keine oder nur schwache Wirkung: Wie Cefotaxim, gegen S. aureus schwächer wirksam.

Pharmakokinetische Eigenschaften: Keine Resorption nach Gabe per os. Renale Ausscheidung (glomeruläre Filtration). Biliäre Ausscheidung < 1 %. Dialysierbar. HWZ 2 Stunden.

Dosierung:

Kinder < **6. LW:**	50 mg/kg/Tag i. v. in 2 ED.
Kinder ≥ **6. LW:**	50–150 mg/kg/Tag i. v. in 2–3 ED.
Jugendliche, Erwachsene:	2–3 × 1–2 g/Tag i. v.

Bei Nierenfunktionsstörung muß die Dosis angepaßt werden.

Ceftibuten   Keimax®

Orales Cephalosporin der Gruppe 3 mit breitem Wirkungsspektrum und hoher Betalaktamase-Stabilität. Staphylokokkenlücke. Bei Atemwegsinfektionen im Kindesalter möglichst nur zur gezielten Therapie einsetzen.

Wirkungsspektrum: Ähnlich Cefixim.

Keine oder nur schwache Wirkung: Ähnlich Cefixim.

Pharmakokinetische Eigenschaften: Orale Bioverfügbarkeit 70–90 %. Nach Verabreichung von Nahrungsmitteln wird die orale Bioverfügbarkeit um ca. 20 % reduziert. Renale Ausscheidung. HWZ 2–3 Stunden.

Dosierung:
Kinder: 9 mg/kg/Tag p. o. in 1–2 ED.
Jugendliche, Erwachsene: 1 × 400–800 mg/Tag p. o.

Ceftizoxim **Ceftix®**

Parenterales Cephalosporin der Gruppe 3. Gilt hierzulande für die Behandlung von Kindern nicht als Mittel der Wahl.

Wirkungsspektrum: Wie Cefotaxim.

Keine oder nur schwache Wirkung: Wie Cefotaxim (geringere Aktivität gegen C. freundii, S. marcescens und P. aeruginosa).

Pharmakokinetische Eigenschaften: Keine Resorption nach Gabe per os. Renale Ausscheidung. Dialysierbar (mit Hämodialyse). HWZ 1,7–1,9 Stunden.

Dosierung:
Kinder < 6. LW: 50–75 mg/kg/Tag i. v. in 3 ED.
Kinder ≥ 6. LW: 50–150 mg/kg/Tag i. v. in 3 ED.
Jugendliche, Erwachsene: 3 × 1–2 g/Tag i. v.

Ceftriaxon **Rocephin®**

Parenterales Cephalosporin der Gruppe 3. Gilt im Kindesalter für die Behandlung der bakteriellen Meningitis, der nosokomialen Pneumonie und einiger anderer schwerer Infektionskrankheiten sowie der Lyme-Borreliose als Mittel der Wahl. Vorteilhaft ist die Einmalgabe/Tag. Damit ist Ceftriaxon auch für die ambulante Therapie geeignet. Nachteilig sind die durch die hohe biliäre Ausscheidung bedingten Nebenwirkungen (hoher Selektionsdruck, Pseudolithiasis) und daß Ceftriaxon bei Neugeborenen Bilirubin aus seiner Albuminbindung verdrängen kann (Kernikterus).

Wirkungsspektrum: Wie Cefotaxim.

Keine oder nur schwache Wirkung: Wie Cefotaxim.

Pharmakokinetische Eigenschaften: Keine Resorption nach Gabe per os. Bei Meningitis gute Liquorgängigkeit. Plasmaeiweißbindung > 90 %. Ausscheidung renal und bis zu 40 % biliär. Nicht dialysierbar. HWZ 7–8 Stunden, bei Neugeborenen 10 Stunden.

Dosierung:

Kinder < 6. LW:	Nicht empfehlenswert (50 mg/kg/Tag).
Kinder ≥ 6. LW:	50–100 mg/kg/Tag i. v. in 1 ED. Bei bakterieller Meningitis am 1. Tag 100 mg/kg, ab 2. Tag 75 mg/kg/Tag.
Jugendliche, Erwachsene:	1 × 2 (–4) g/Tag i. v.

Eine Dosisanpassung ist im Gegensatz zu anderen Cephalosporinen nur bei einer schweren Niereninsuffizienz notwendig.

Cefuroxim   **Zinacef®, Cefuroxim Lilly®**

Bewährtes parenterales Cephalosporin der Gruppe 2 mit breitem Spektrum und guter Staphylokken-Aktivität. Cefuroxim kann u. a. mit Metronidazol (perioperative Prophylaxe) und mit Aminoglykosiden kombiniert werden.

Wirkungsspektrum: Staphylokokken einschließlich Betalaktamase-bildende Stämme, S. pyogenes, S. agalactiae, Pneumokokken (einschließlich Penicillin intermediär-resistenter Stämme), S. viridans, anaerobe Streptokokken, Gonokokken, Meningokokken, H. influenzae, M. catarrhalis, Enterobacteriaceae (u. a. E. coli, Klebsiellen, P. mirabilis, Salmonellen, Shigellen).

Keine oder nur schwache Wirkung: Methicillin-resistente Staphylokokken, Pneumokokken mit hoher Penicillinresistenz, Enterokokken, Listerien, P. vulgaris, Enterobacter, Serratia, Morganella, Providencia, Acinetobacter, P. aeruginosa, B. fragilis, B. pertussis, Mykoplasmen, Chlamydien, Legionellen.

Pharmakokinetische Eigenschaften: Keine Resorption nach Gabe per os. Gute Gewebegängigkeit (Knochen, Pleuraflüssigkeit etc.), bei Meningitis mäßig gute Liquorgängigkeit. Renale Ausscheidung. Dialysierbar. HWZ 1,2 Stunden.

Dosierung:

Neugeborene:	50–100 mg/kg/Tag i. v. in 2 ED.
Kinder > 4. LW:	75–150 mg/kg/Tag i. v. in 3 ED.
Jugendliche, Erwachsene:	3 × 0,75–1,5 g/Tag i. v.; 1 × 1,5 g i. v. (perioperative Prophylaxe).

Cefuroximaxetil   **Elobact®, Zinnat®**

Cefuroximaxetil ist ein orales Prodrug-Cephalosporin (Ester), das besonders für die Behandlung von bakteriellen oberen (einschließlich Otitis media acuta) und unteren Atemwegsinfektionen und deren Komplikationen zu empfehlen ist. Das Wirkungsspektrum ist breiter als das von Cefaclor (höhere Aktivität gegen H. influenzae), und gegenüber den Oralcephalosporinen der Gruppe 3 besitzt Cefuroximaxetil eine gute Aktivität gegen S. aureus.

Wirkungsspektrum: Wie Cefuroxim.

Keine oder nur schwache Wirkung: Wie Cefuroxim.

Pharmakokinetische Eigenschaften: Orale Bioverfügbarkeit 40 %, nach Nahrungsaufnahme 50–55 %. Vorwiegend renale Ausscheidung. Dialysierbar. HWZ 1,2 Stunden.

Dosierung:

Kinder:	20–30 mg/kg/Tag p. o. in 2 ED.
Jugendliche, Erwachsene:	2 × 250–500 mg/Tag p.o

Eine Dosisanpassung ist weder bei Nieren- noch bei Leberinsuffizienz notwendig.

Chloramphenicol — Berlicetin®, Paraxin® u. a.

Chloramphenicol ist ein hochwirksames Antibiotikum. Wegen der seltenen, irreversiblen, dosisunabhängigen aplastischen Anämie (es gibt auch reversible, dosisabhängige Blutbildveränderungen) darf Chloramphenicol nur noch nach strenger Indikation als Mittel der Alternative eingesetzt werden (Meningitis, Hirnabszeß, Typhus, Rickettsiosen).

Wirkungsspektrum: Streptokokken einschließlich Pneumokokken, Enterokokken, Meningokokken, H. influenzae, Anaerobier einschließlich B. fragilis, Rickettsien, Leptospiren, Mykoplasmen, Chlamydien, Stenotrophomonas maltophilia, etwas schwächer wirksam gegen Staphylokokken und Enterobacteriaceae.

Keine oder nur schwache Wirkung: P. aeruginosa, Nocardia, Mykobakterien.

Pharmakokinetische Eigenschaften: Orale Bioverfügbarkeit 90 %. Gute Gewebegängigkeit einschließlich Liquor (auch ohne Meningitis), Kammerwasser und Glaskörper. Vorwiegend renale Ausscheidung. Dialysierbar (mit Hämodialyse). HWZ 1,5–3 Stunden.

Dosierung:

Kinder 1. LW:	25 mg/kg/Tag i. v. oder p. o. in 2 ED.
Kinder 2.– 6. LW:	50 mg/kg/Tag i.v oder p. o. in 3 ED.
Kinder > 6. LW:	50–100 mg/kg/Tag i. v. oder p. o. in 3–4 ED.
Jugendliche, Erwachsene:	3 × 1 g/Tag i. v. oder p. o.

Bei Niereninsuffizienz ist eine Dosisanpassung nicht erforderlich.

Cidofovir — Vistide®

Virustatikum, das bereits monophosphoriliert ist (Nukleotidanalagon) und somit nicht durch virale Enzyme aktiviert werden muß. Es kann bei Patienten mit AIDS und CMV-Retinitis angewendet werden, wenn keine Alternative besteht. Geringe therapeutische Breite: nephro- und hämatotoxisch, im Tierversuch kanzerogen, mutagen und embryotoxisch.

Wirkungsspektrum: CMV.

Pharmakokinetische Eigenschaften: Geringe Liquorgängigkeit. Ausscheidung vorwiegend über die Nieren. HWZ 2,4–3,2 Stunden; die Metaboliten haben eine sehr lange intrazelluläre Halbwertzeit.

Dosierung:

Kinder:	Keine Angaben, nicht zugelassen.
Jugendliche, Erwachsene:	1 × 5 mg/kg/Woche als Infusion (über 2 Wochen), anschließend gleiche Dosis jede 2. Woche. Die Behandlung sollte mit Probenicid und ausreichender Gabe physiologischer Kochsalzlösung ergänzt werden.

Ciclopirox — Batrafen®

Ciclopirox ist ein Pyridonderivat ohne Verwandtschaft mit anderen Antimykotika. Es wird lokal bei oberflächlichen Pilzinfektionen angewendet.

Wirkungsspektrum: Dermatophyten, Hefen, Schimmelpilze.

Pharmakokinetische Eigenschaften: Kutane Resorption 1 %. Bei Anwendung auf Schleimhäuten ist eine stärkere Resorption möglich.

Dosierung: Nur lokale Anwendung.

Ciprofloxacin — Ciprobay®

Chinolon der Gruppe 2 mit hoher Aktivität gegen gramnegative Keime. Einziges bei Kindern ab 5 Jahre zugelassenes Chinolon (Mukoviszidose + Pseudomonasinfektion). Andere Chinolone einschließlich derjenigen der Gruppen 3 und 4 sollten Kindern nicht verordnet werden.

Wegen der im Tierversuch nachgewiesenen irreversiblen Knorpelschäden ist die Anwendung bei Kindern und Jugendlichen nur unter strenger Indikationsstellung möglich. Bisher gibt es jedoch keinen Beweis, daß ähnliche Knorpelschäden auch beim Menschen vorkommen. In Ausnahmesituationen

(s. u., Therapie nur per os möglich) kann, wenn das Einverständnis der Eltern (und des Patienten) vorliegt, Ciprofloxacin auch bei Kindern und Jugendlichen eingesetzt werden. Die Aufklärung muß wie unter Studienbedingungen erfolgen. Als Indikationen gelten v. a. Infektionen durch P. aeruginosa und multiresistente gramnegative Bakterien (Mukoviszidose, Osteomyelitis, komplizierte Harnwegsinfektion, chronische Otitis, Shunt-Infektion).

Wirkungsspektrum: Enterobacteriaceae einschließlich Salmonellen, Shigellen und Yersinien, P. aeruginosa, Campylobacter, H. influenzae, M. catarrhalis, Meningokokken, Gonokokken, Legionellen; geringere Aktivität gegen Mykoplasmen und Chlamydien, Staphylokokken, Serratia, Acinetobacter, Rickettsien, Mykobakterien.

Keine oder nur schwache Wirkung: Methicillin-resistente Staphylokokken, Streptokokken einschließlich Pneumokokken, Enterokokken, Stenotrophomonas maltophilia, Burkholderia cepacia, Nocardia, Clostridium difficile, Anaerobier.

Pharmakokinetische Eigenschaften: Orale Bioverfügbarkeit 70 %, keine wesentliche Reduktion nach Nahrungsaufnahme. Ausscheidung renal (etwa zu 50 %), intestinal und biliär. Gute Gewebegängigkeit, nur mäßige Liquorgängigkeit. Nicht dialysierbar. HWZ 3–4 Stunden.

Dosierung:

Kinder > 1. LJ:	20–30 mg/kg/Tag p. o. in 2 ED; 10–20 mg/kg/Tag i. v. in 2 ED.
Jugendliche, Erwachsene:	2 (–3) × 500–750 mg/Tag p. o.; 2 (–3) × 200–400 mg/Tag i. v.

Eine Dosisanpassung ist nur bei deutlicher Nierenfunktionsstörung notwendig.

Clarithromycin　　　**Klacid®, Biaxin®, Cyllind®, Mavid®**

Neueres 14gliedriges Makrolid-Antibiotikum mit (gegenüber Erythromycin) verbesserten pharmakokinetischen Eigenschaften. Wegen seines Wirkspektrums und der guten Verträglichkeit ist es besonders für die Behandlung von Kindern mit Atemwegsinfektionen geeignet. Darüber hinaus gibt es zahlreiche neue Indikationen, z. B. Lyme-Borreliose, Ulcus duodeni et ventriculi, Mycobacterium avium-Infektionen, Toxoplasmose und Pseudomonas-Infektion bei Mukoviszidose. Zu beachten sind die Interaktionen (Theophyllin, Carbamazepin etc.).

Wirkungsspektrum: Wie Erythromycin, zusätzlich H. pylori, M. avium und Toxoplasma gondii. Die Aktivität gegen H. influenzae scheint durch die kombinierte Wirkung mit 14-hydroxy-Clarithromycin (Stoffwechselprodukt von

Clarithromycin) additiv oder sogar synergistisch zu sein und damit größer als die von Erythromycin.

Keine oder nur schwache Wirkung: Wie Erythromycin.

Pharmakokinetische Eigenschaften: Orale Bioverfügbarkei 55 %, keine wesentliche Reduktion nach Nahrungsaufnahme. Magensäurestabil. Ausscheidung biliär und über die Fäzes (60 %) sowie renal (40 %). Gute Gewebegängigkeit (außer Liquor). Die intrazelluläre Konzentration ist etwa 10fach höher als die extrazelluläre. Dialysierbar? HWZ 2,3–5 Stunden (14-OH-Clarithromycin 5–7 Stunden).

Dosierung:

Kinder > 6. LM:	10–15 mg/kg/Tag p. o. in 2 ED, nicht zugelassen im ersten Lebenshalbjahr.
Jugendliche, Erwachsene:	2 × 250 (–500) mg/Tag p. o.

Clindamycin   Sobelin®, Turimycin®

Bewährtes Antibiotikum zur Behandlung von Staphylokokken- und Anaerobier-Infektionen, jedoch strenge Indikationsstellung (pseudomembranöse Kolitis). Der erste Vertreter der Linkosamide (Lincomycin, Albiotic®) ist überholt und sollte nicht mehr angewendet werden. Nach Auftreten einer pseudomembranösen Enterokolitis sollte die antibiotische Therapie möglichst sofort abgebrochen werden.

Wirkungsspektrum: Staphylokokken, Streptokokken einschließlich S. viridans und Pneumokokken, Anaerobier einschließlich B. fragilis, C. diphtheriae, Nocardia, mäßig wirksam gegen T. gondii.

Keine oder nur schwache Wirkung: Methicillin-resistente Staphylokokken, Enterokokken, Gonokokken, Meningokokken, H. influenzae, Enterobacteriaceae, P. aeruginosa, ein Teil der Clostridien. Zwischen Makroliden und Linkosamiden (Clindamycin) besteht eine nahezu komplette Kreuzresistenz.

Pharmakokinetische Eigenschaften: Orale Bioverfügbarkeit 75–85 %, keine Reduktion nach Nahrungsaufnahme. Gute Gewebegängigkeit (Knochen, Pleuraflüssigkeit), außer in den Liquor. Ausscheidung renal und biliär. Nicht dialysierbar. HWZ 2,5 Stunden.

Dosierung:

Kinder < 4. LW:	15 mg/kg/Tag i. v. in 3 ED.
Kinder ≥ 4. LW:	20–40 mg/kg/Tag p. o. und i. v. in 3 ED.
Jugendliche, Erwachsene:	3 × 600 (–900) mg/Tag i. v., 3 × 300–450 mg/Tag p. o.

Clotrimazol — Antifungal®, Apocanda®, Canesten®, Jenamazol® u. a.

Imidazolderivat mit breitem antimykotischen Spektrum und guter Verträglichkeit bei lokaler Anwendung.

Wirkungsspektrum: Dermatophyten (Microsporon, Epidermophyton, Trichophyton), Candida, Schimmelpilze, Malassezia furfur.

Dosierung: Nur lokal anwendbar, auch als Vaginalcreme und Vaginaltabletten.

Colistin (Polymyxin E) — Colistin®, Diarönt mono®

Die Polymyxine sind neuro- und nephrotoxisch und können nur lokal angewendet werden, u. a. zur partiellen Darmdekontamination und zur Inhalation bei Patienten mit Mukoviszidose.

Wirkungsspektrum: Gramnegative Bakterien wie P. aeruginosa, Enterobacteriaceae einschließlich Salmonellen und Shigellen, H. influenzae.

Keine oder nur schwache Wirkung: Grampositive Bakterien, Gonokokken, Meningokokken, Proteus. Komplette Kreuzresistenz zu Polymyxin B.

Pharmakokinetische Eigenschaften: Keine größere Resorption nach Gabe per os, außer bei Entzündung der Darmmukosa und bei lokaler Anwendung auf entzündeter Haut oder Schleimhaut.

Dosierung (1 E = 0,033 μg Colistinbase, 1 mg Colistinbase = 10 000 E):
Kinder: 150 000 E/kg/Tag p. o. in 3–4 ED.
Jugendliche, Erwachsene: 8 Mio E/Tag p. o. in 3–4 ED.

Co-trimoxazol

Siehe Trimethoprim/Sulfamethoxazol.

Delavirdin — Rescriptor®

Nicht-nukleosidisches Virustatikum, das die reverse Transkriptase hemmt. Es darf nur zusammen mit anderen Virustatika angewendet werden. Nebenwirkungen: häufige Exantheme, erhebliche Interaktionen.

Wirkungsspektrum: HIV.

Pharmakokinetische Eigenschaften: Orale Bioverfügbarkeit etwa 80 %. Plasmaeiweißbindung 98 %. Ausscheidung über Leber und Niere. HWZ etwa 6 Stunden.

Dosierung:

Kinder:	Keine Angaben, nicht zugelassen.
Jugendliche, Erwachsene:	3 × 400 mg/Tag p. o.

Dicloxacillin   Dichlor-Stapenor®

Penicillinase-festes Penicillin zur Behandlung per os ausschließlich von leichten und mittelschweren Staphylokokken-Infektionen. Die Wirkung gegen Penicillin-empfindliche Bakterien ist deutlich geringer als die von Penicillin G.

Wirkungsspektrum: Wie Oxacillin.

Keine oder nur schwache Wirkung: Wie Oxacillin.

Pharmakokinetische Eigenschaften: Orale Bioverfügbarkeit 40 %, Reduktion nach Nahrungsaufnahme. Plasmaeiweißbindung 97 %. Ausscheidung renal und teilweise auch biliär. Nicht dialysierbar. HWZ 45 Minuten.

Dosierung (nüchtern):

Säuglinge:	40–100 mg/kg/Tag p. o. in 3–4 ED.
Kinder > 1. LJ:	1–3 g/Tag p. o. in 3–4 ED.
Jugendliche, Erwachsene:	3–4 × 1 g/Tag p. o., max. 8 g/Tag.

Didanosin (DDI)   Videx®

Virustatikum (Nukleosid-Analogon), das die reverse Transkriptase hemmt. Dideoxyinosin (DDI) muß, um wirksam werden zu können, intrazellulär in DDI-Triphosphat umgewandelt werden. Nebenwirkungen: Pankreatitis, periphere Neuropathie, bei Kindern Retina-Depigmentierung.

Wirkungsspektrum: HIV.

Pharmakokinetische Eigenschaften: Säureinstabile Substanz (deshalb zusammen mit Puffersubstanzen verabreichen). Orale Bioverfügbarkeit 30–40 %, Reduktion durch Nahrungsaufnahme. Renale Ausscheidung. HWZ 0,5–1,2 Stunden.

Dosierung (nüchtern):

Kinder:	200–300 mg/m^2/Tag p. o. in 2–3 ED.
Jugendliche, Erwachsene:	2 × 125–300 mg/Tag p. o.

| Doxycyclin | Jenacyclin®, Vibramycin®, Vibravenös® u. a. |

Doxycyclin gehört zu den Tetracyclinen (siehe auch S. 75). Es ist unter diesen für das Kindesalter zu bevorzugen, ganz besonders im Falle einer Nierenfunktionsstörung. Doxycyclin sollte aber wie alle Tetracycline möglichst nicht bei Kindern unter 9 Jahren verordnet werden. In den letzten Jahren wird über Resistenzentwicklungen bei Streptokokken einschließlich Pneumokokken berichtet.

Wirkungsspektrum: Mykoplasmen, Chlamydien, Legionellen, H. influenzae, M. catarrhalis, Bordetellen, Gonokokken, Meningokokken, Listerien, Brucellen, Rickettsien, Pasteurellen, Francisella tularensis, Burkholderia mallei et pseudomallei, Campylobacter, V. cholerae, Yersinien, Borrelien, Spirochäten, Leptospiren, Anaerobier (außer B. fragilis). Zu beachten sind die örtlich unterschiedlichen Resistenzdaten.

Keine oder nur schwache Wirkung: Staphylokokken (außer Minocyclin), Enterokokken, Enterobacteriaceae einschließlich Salmonellen und Shigellen, P. aeruginosa, Bacteroides. Die Resistenzraten sind hierzulande örtlich unterschiedlich groß: bis zu 30 % bei Staphylokokken, S. pyogenes und Pneumokokken. Zwischen allen Tetracyclinen besteht eine weitgehende Kreuzresistenz.

Pharmakokinetische Eigenschaften: Orale Bioverfügbarkeit 90 %, keine wesentliche Resorptionsverminderung durch Nahrungsaufnahme (außer 2- und 3-wertige Kationen, die u. a. in Milch und Milchprodukten vorhanden sind). Gute Gewebediffusion (außer Liquor). Plasmaeiweißbindung 93–96 %. Ausscheidung renal und biliär, bei Niereninsuffizienz auch intestinal. Nicht dialysierbar. HWZ 15 Stunden, bei gleichzeitiger Gabe von Phenytoin und Barbituraten nur 7 Stunden.

Dosierung:

Kinder:	2–4 mg/kg/Tag p. o. oder i. v. (am 1. Tag immer 4 mg/kg) in 1 ED.
Jugendliche, Erwachsene:	1 × 100–200 mg/Tag p. o., i. v. (am 1. Tag immer 200 mg/kg).

Bei einer Niereninsuffizienz ist eine Dosisanpassung nicht notwendig.

| Efavirenz | Sustiva® |

Nicht-nukleosidisches Virustatikum, das die reverse Transkriptase hemmt. Es darf nur zusammen mit anderen Virustatika angewendet werden. Nebenwirkungen: zentralnervöse Symptome (Schwindel, Benommenheit, Schlafstörungen), Hautausschläge, teratogene Effekte im Tierversuch; vielfältige Interaktionen.

Wirkungsspektrum: HIV.

Pharmakokinetische Eigenschaften: Gute, aber variable Resorption, die durch eine gleichzeitige Nahrungsaufnahme noch verbessert werden kann. Plasmaeiweißbindung > 99 %. Ausscheidung überwiegend durch die Leber. HWZ etwa 40–50 Stunden.

Dosierung:

Kinder:	Keine Angaben, nicht zugelassen.
Jugendliche, Erwachsene:	1 × 600 mg/Tag p. o.

Erythromycin Base	Eryhexal®, Monomycin®
Erythromycinestolat	Infectomycin plus®
Erythromycinethylsuccinat	Paediathrocin®, Durapaediat®, Erythrocin® u. a.
Erythromycinstearat	Duraerythromycin®, Erycinum®
Erythromycinstinoprat	Erysec®, Karex®, Medismon®
Erythromycinlactobionat	Erythrocin®, Ery Reu®, Erycinum®

Erythromycin ist ein seit Jahrzehnten bewährtes Makrolid. Es ist eine schwache Base, die mit organischen Säuren Salze und Ester bildet. Es wirkt bakteriostatisch und ist gut verträglich. Für Kinder kann vor allem Erythromycinestolat (s. u.) empfohlen werden. Die hepatischen Nebenwirkungen von Erythromycinestolat sind wahrscheinlich nicht häufiger als bei anderen Derivaten.

Wirkungsspektrum: S. aureus (s. u.), S. pyogenes (ca. 5 % der Stämme sind hierzulande resistent), Pneumokokken (Resistenzrate in Deutschland: 5–10 %, im Ausland häufig viel höher), Gonokokken, Meningokokken, H. influenzae, M. catarrhalis, B. pertussis, C. diphtheriae, Treponemen, Borrelien, Listerien, Aktinomyzeten, Campylobacter, H. pylori, M. pneumoniae, C. trachomatis et pneumoniae, Legionellen, Ureaplasma, Rickettsien.

Keine oder nur schwache Wirkung: Enterokokken, Erythromycin-resistente Streptokokken, Fusobakterien, Enterobacteriaceae, Pseudomonas, C. psittaci, M. hominis, B. fragilis. Die Wirkung auf S. aureus und H. influen-

zae ist nur mäßig, außerdem gibt es unterschiedliche regionale Resistenzhäufigkeiten (bei S. aureus in Deutschland bis zu 20 %); unzureichende
Wirkung auf S. epidermidis und Methicillin-resistente Staphylokokken. Zwischen den einzelnen Makroliden und zwischen Makroliden und Linkosamiden (Clindamycin) besteht eine nahezu komplette Kreuzresistenz.

Pharmakokinetische Eigenschaften: Antibiotisch wirksam ist nur die freie
Base. Erythromycinestolat ist das säurestabilste Derivat, orale Bioverfügbarkeit ca. 25 %, keine Reduktion durch Nahrungsaufnahme. Die relative
Bioverfügbarkeit des freien Erythromycins ist nach Gabe von Erythromycinestolat und -stinoprat etwa 2–3mal größer als nach Verabreichung von Ery-
thromycinethylsuccinat. Gute Gewebegängigkeit. Die intrazelluläre Konzentration ist etwa 5fach höher als die extrazelluläre. Die Ausscheidung von Erythromycin erfolgt überwiegend hepatobiliär. Nicht dialysierbar. HWZ 1,5–3
Stunden. Die Wechselwirkungen mit anderen Medikamenten sind zu beachten (siehe Kapitel 9), u. a. mit Carbamazepin (bradykarde Herzrythmusstö-
rungen).

Dosierung:

Kinder:	Erythromycinestolat 30 (–50) mg/kg/Tag p. o. in 2 ED (max. 2g/Tag). Erythromycinethylsuccinat (30–) 50 mg/kg/ Tag p. o. in 3 ED. Erythromycinstinoprat 25–50 mg/kg/Tag p. o. in 3 ED. Erythromycinlactobionat 20–50 mg/kg/Tag i. v. in 4 ED (max. 3 g/Tag).
Jugendliche, Erwachsene:	3 (–4) × 500 mg p. o.

Bei mäßiger Niereninsuffizienz ist eine Dosisanpassung nicht notwendig.

Ethambutol   EMB-Fatol®, EMB-Hefa®, Myambutol®

Antituberkulotikum der ersten Wahl. Wegen der Nebenwirkungen (Optikusneuritis, besonders bei Leberschaden) sind monatliche augenärztliche
Untersuchungen notwendig (Störung des Rot-Grün-Farbsehens). Ethambutol sollte immer mit weiteren Antituberkulotika kombiniert werden.

Wirkungsspektrum: M. tuberculosis, teilweise auch M. kansasii, M. avium
und M. marinum.

Pharmakokinetische Eigenschaften: Orale Bioverfügbarkeit 70–80 %.
Speicherung in den Erythrozyten. Gute Gewebe- und Liquorgängigkeit. Vorwiegend renale Ausscheidung, zu 20 % mit den Fäzes. Dialysierbar (Peritonealdialyse). HWZ 4 Stunden.

Dosierung:

Kinder:	25–30 mg/kg/Tag (oder 850 mg/m^2) p. o. in 1 ED, max. 1,75 g/Tag.
Jugendliche, Erwachsene:	1 × 20–25 mg/kg/Tag p. o., auch i. v. oder i. m. (20–25 mg/kg/Tag).

Famciclovir   Famvir®

Virustatikum aus der Gruppe der Nukleosid-Analoga. Famciclovir ist die Pro-dug-Form von Penciclovir, einem engen chemischen Verwandten von Aci-clovir. Famciclovir wird im Dünndarm rasch resorbiert und anschließend über verschiedene Zwischenstufen in Penciclovir überführt, das wie Aciclovir nur in seiner aktiven Form (Penciclovirtriphosphat) wirksam ist. Die Erfahrungen bei Kindern, insbesondere bei immunsupprimierten Patienten, sind noch gering. Der Vorteil von Famciclovir gegenüber Aciclovir liegt in der deutlich besseren Resorption.

Wirkungsspektrum: Herpes simplex-Virus, Typ 1 und Typ 2, Varicella-Zo-ster-Virus.

Keine oder nur schwache Wirkung: Epstein Barr-Virus, Zytomegalie-Virus.

Pharmakokinetische Eigenschaften: Orale Bioverfügbarkeit 77 %, durch Nahrungsaufnahme keine signifikante Veränderung. Renale Ausscheidung. Penciclovir wird durch Hämodialyse schnell entfernt. HWZ 2 Stunden, sie ist aber bei Niereninsuffizienz erhöht.

Dosierung:

Kinder:	Nicht zugelassen.
Jugendliche, Erwachsene:	3 × 250 mg/Tag p. o., bei eingeschränkter Nierenfunktion muß die Dosis angepaßt wer-den (2mal bzw. 1mal täglich). Rezidivierender Herpes genitalis: 2 × 125 mg/Tag p. o. (The-rapie), 2 × 250 mg/Tag p. o. (Prophylaxe).

Lokal: Als Creme bei Herpes labialis, wenn ein früher Therapiebeginn ge-sichert ist.

Flucloxacillin   Staphylex®

Penicillinase-festes Penicillin zur Behandlung ausschließlich leichter und mittelschwerer Staphylokokkeninfektionen. Flucoxacillin ist gegen Penicillin-empfindliche Erreger deutlich schwächer wirksam als Penicillin G.

Wirkungsspektrum: Wie Oxacillin.

Keine oder nur schwache Wirkung: Wie Oxacillin.

Pharmakokinetische Eigenschaften: Orale Bioverfügbarkeit 50 %, Reduktion nach Nahrungsaufnahme. Bitter schmeckende Saftzubereitung. Plasmaeiweißbindung 95 %. Ausscheidung renal und teilweise auch biliär. Nicht dialysierbar. HWZ 45–60 Minuten.

Dosierung (nüchtern):

Säuglinge:	40–100 mg/kg/Tag p. o. oder i. v. in 3–4 ED.
Kinder > 1. LJ:	1–3 g/Tag p. o. und 2–6 g/Tag i. v., jeweils in 3–4 ED.
Jugendliche, Erwachsene:	3–4 g/Tag p. o. und 3–8 g/Tag i. v. oder i. m., max. 8 g/Tag, jeweils in 3–4 ED.

Fluconazol **Diflucan®**

Antimykotikum. Fluconazol ist ein wasserlösliches Triazol, das für zahlreiche Indikationen eine Alternative zu Amphotericin B ist (außer Aspergillose und Candidose durch C. krusei). Fluconazol ist gut verträglich. Die Wechselwirkungen sind jedoch zu beachten (u. a. Rifampicin, Phenytoin, Ciclosporin). Für Kinder gibt es einen geeigneten Trockensaft, der für Kinder einschließlich Früh- und Neugeborene zur Behandlung oberflächlicher und invasiver Mykosen zugelassen ist.

Wirkungsspektrum: Candida albicans, C. tropicalis, C. glabrata (ein Teil der Stämme ist resistent), Crytococcus neoformans, Coccidioides immitis, Histoplasma capsulatum, Blastomyces dermatitidis, Sporothrix schenkii, Paracoccidioides brasiliensis und die meisten Dermatophyten.

Keine oder nur schwache Wirkung: Aspergillus, C. krusei, Fusarium spp., Zygomyzeten. Einige Stämme von C. parapsilosis, C. lusitaniae und C. guillermondi sind unterschiedlich sensibel.

Pharmakokinetische Eigenschaften: Orale Bioverfügbarkeit 90 % (unabhängig von Magensäure-Produktion, Mukositis und Strahlenschäden des Darmes). Fluconazol wird kaum verstoffwechselt, 80 % der verordneten Dosis werden unverändert im Urin ausgeschieden. Gute Liquorgängigkeit (> 70 % der Plasmakonzentration). Fluconazol wird durch Hämodialyse und Hämofiltration eliminiert. HWZ 30 Stunden (Erwachsene), 20 Stunden (Kinder), 55–90 Stunden (Früh- und Neugeborene).

Dosierung:

Frühgeborene < 1500 g:	5 mg/kg jeden 3. Tag für die ersten 2 LW, danach täglich.
Alle anderen Kinder:	1–2 mg/kg/Tag p. o. oder i. v. in 1 ED (oberflächliche Candidosen). 3–6 (–12) mg/kg/Tag p. o. oder i. v. in 1 ED (systemische Candidosen und Kryptokokkose).

Jugendliche, Erwachsene: 1 × 100–200 mg/Tag (oropharyngeale Candidose und Ösophagitis), 1 × 400–800–1600 mg/Tag (systemische Candidose), 1 × 400 mg/Tag (Prophylaxe).

Bei Niereninsuffizienz ist eine Dosisanpassung erforderlich.

Flucytosin **Ancotil®**

Antimykotikum. Flucytosin, Fluorocytosin, ist ein Antimetabolit und gehört zu den fluorierten Pyrimidinen. Es sollte nur zusammen mit anderen Antimykotika, vorzugsweise Amphotericin B und Fluconazol, angewendet werden (Primärresistenz bei Candida und Sekundärresistenz bei Monotherapie). Flucytosin nicht prophylaktisch verordnen. Wegen der Nebenwirkungen (u. a. Leber- und Blutbildungsschäden) sollte grundsätzlich ein Drug monitoring erfolgen. Zu empfehlen sind ein Serum-Einstundenwert von 40–60 mg/l und ein Talspiegel von 25–40 mg/l.

Wirkungsspektrum: Candida einschließlich C. glabrata, Aspergillus fumigatus, Cryptococcus neoformans, Cladosporum, Phialophora, Geotrichum candidum. Unterschiedlich hohe primäre Resistenzraten (bei Candida über 20 %).

Keine oder nur schwache Wirkung: Mucor, Histoplasma, Blastomyces, Coccidioides, Fusarium, Sporotrichon, Epidermophyton.

Pharmakokinetische Eigenschaften: Orale Bioverfügbarkeit 80–90 %. Ausscheidung überwiegend renal, bis zu 10 % auch mit den Fäzes. Gute Diffusion in die Gewebe, auch in den Liquor und ins Augenkammerwasser. Dialysierbar. HWZ 3–4 Stunden.

Dosierung:
Kinder, Jugendliche, Erwachsene:
100–150 mg/kg/Tag i.v. in 4 ED (max. 8 g/Tag).

Bei Frühgeborenen, Neugeborenen in der 1. LW und Patienten mit Niereninsuffizienz ist eine Dosisanpassung erforderlich.

Foscarnet **Foscavir®, Triapten®**

Virustatikum der Alternative (Phosphonoformat). Die Wirkung hängt nicht von der Aktivierung durch Thymidinkinasen ab. Foscarnet hemmt die Polymerasen zahlreicher Viren. Es gilt aber wegen der geringen therapeutischen Breite (Nephrotoxizität, Ablagerung im Knochen etc.) nur als Virustatikum der 2. Wahl, z. B. für die systemische Behandlung von lebens-oder augenlichtbedrohender Zytomegalie und von Aciclovir-resistenten Herpes simplex-Virusinfektionen. Zahlreiche Interaktionen.

Wirkungsspektrum: Zytomegalie-Virus, Herpes simplex-Viren, Varicella-Zoster Virus.

Keine oder nur schwache Wirkung: Epstein Barr-Virus.

Pharmakokinetische Eigenschaften: Keine wesentliche Resorption nach Gabe per os. Liquorgängig. Vorwiegend renale Ausscheidung. Dialysierbar. HWZ 2–6 Stunden.

Dosierung:

Kinder und Erwachsene: 180 mg/kg/Tag als 2-Stunden-Infusion in 3 ED (unter Kontrolle von Kreatinin und Kalzium im Serum). Nach 14–21 Tagen auf Erhaltungstherapie zurückgehen: 60–120 mg/kg/Tag in 1 ED. Bei Niereninsuffizienz muß die Dosis nach der Kreatinin-Clearance reduziert werden.

Lokal: Triapten Antiviralcreme®.

Fosfomycin **Infectofos®**

Fosfomycin ist mit keinem anderen Antibiotikum verwandt. Daher sind keine Kreuzallergien zu erwarten. Nachteilig ist, daß die Ergebnisse der Sensibilitätstestung in vitro nicht immer mit der klinischen Wirksamkeit korrelieren. Daher sollte Fosfomycin – auch wegen eines synergistischen Effektes – möglichst immer mit Betalaktamantibiotika kombiniert werden. Zu beachten ist, daß mit 1g Fosfomycin 14,5 mmol Na^+ zugeführt werden. Für die orale Behandlung gibt es Fosfomycin-Trometamol (Monuril®), das aber nur für die Behandlung einer Zystitis bei Mädchen > 12 Jahre und bei Frauen empfohlen werden kann (Bioverfügbarkeit 40–50%, HWZ 3–4 Stunden, 1 × 50 mg/kg bzw. 1 × 3 g).

Wirkungsspektrum: Staphylokokken (häufig auch Methicillin-resistente Stämme), Streptokokken, Gonokokken, H. influenzae, Enterobacteriaceae (ein gewisser Prozentsatz einzelner Spezies ist jedoch resistent), teilweise auch P. aeruginosa, Enterokokken einschließlich Vancomycin-resistenter Stämme und Anaerobier.

Keine oder nur schwache Wirkung: Listerien, ein Teil von Bacteroides.

Pharmakokinetische Eigenschaften: Keine Resorption nach Gabe per os. Gute Gewebegängigkeit einschließlich Liquor. Renale Ausscheidung. Dialysierbar. HWZ 2 Stunden.

Dosierung:

Früh- und Neugeborene:	100 mg/kg/Tag i. v. in 2 ED.
Kinder > 4. LW:	100–200 (–300) mg/kg/Tag i. v. in 3 ED.
Jugendliche, Erwachsene:	2–3 × 3–5 g/Tag i. v. (max. 20 g/Tag).

Bei Nierenfunktionsstörung ist eine Dosisanpassung notwendig.

Fusidinsäure   Fucidine®

Fusidinsäure ist ein Steroidderivat und chemisch nicht mit anderen Antibiotika verwandt. Daher besteht keine Kreuzresistenz. Fusidinsäure eignet sich vor allem zur Therapie von Infektionen mit Penicillin-resistenten Stämmen. Es sollte möglichst immer mit anderen Antibiotika kombiniert werden.

Wirkungsspektrum: Staphylokokken einschließlich Methicillin-resistenter Stämme, Gonokokken, Meningokokken, Diphtheriebakterien, Clostridien, Nocardia, Aktinomyzeten, Bacteroides.

Keine oder nur schwache Wirkung: Streptokokken, Enterokokken, Enterobacteriaceae, Pseudomonas.

Pharmakokinetische Eigenschaften: Orale Bioverfügbarkeit 90 %. Gute Diffusion in die Gewebe (Knochen, Synovialflüssigkeit, Eiter), außer Liquor. Etwa 90 % werden in der Leber metabolisiert. Plasmaeiweißbindung 95 %. Vorwiegend biliäre Ausscheidung. Nicht dialysierbar. HWZ 4–6 Stunden.

Dosierung:

Kinder:	20 (–40) mg/kg/Tag p. o. oder als 2-Stunden-Infusion in 3 ED. Nicht bei Neugeborenen mit Ikterus anwenden. Nicht i. m. injizieren.
Erwachsene:	3 × 0,5 g/Tag p. o. oder als Infusion.

Bei Niereninsuffizienz ist eine Dosisanpassung nicht erforderlich.

Ganciclovir   Cymeven®

Virustatikum aus der Gruppe der Nukleosid-Analoga. Es ist viel weniger selektiv wirksam als Aciclovir. Das Zytomegalie-Virus (CMV) besitzt keine eigene Thymidinkinase. Die erste Phosphorylisierung geschieht durch ein CMV-Genprodukt mit Proteinkinase-Aktivität. Ganciclovir wird bei Patienten mit einer lebensbedrohlichen oder das Augenlicht bedrohenden Zytomegalie angewendet. Es kann auch bei jungen Säuglingen mit einer konnatalen Zytomegalie versucht werden. Die teilweise schweren Nebenwirkungen (u. a. Blutbildungsschäden) scheinen im Kindesalter geringer ausgeprägt zu sein als im Erwachsenenalter (Zulassung fehlt jedoch).

Wirkungsspektrum: Zytomegalie-Virus (in Gewebekulturen auch Herpes simplex-Viren, Varicella-Zoster-Virus und andere Herpesviren). Es gibt CMV-Mutanten, die unfähig sind, Ganciclovir zu phosphorylieren (Selektion von resistenten Stämmen).

Pharmakokinetische Eigenschaften: Orale Bioverfügbarkeit nur 4 %. Nach i. v. Gabe vorwiegend renale Ausscheidung. Dialysierbar (mit Hämodialyse). HWZ 3 Stunden, Neugeborene 2,4 (1,6–7,2) Stunden.

Dosierung:

Kinder und Erwachsene:	10 mg/kg/Tag als 1-Stunden-Infusion in 2 ED.
Erwachsene:	3 × 1000 mg/Tag p. o. (in Erprobung); außerdem intraokulär (siehe S. 142 f.). Nach 2 (–3) Wochen wird gewöhnlich die Dosis auf 1 × 5 mg/kg/Tag i. v. reduziert (Erhaltungstherapie: bei der konnatalen Zytomegalie über 6 Wochen und wenn möglich länger). Bei Nierenfunktionsstörung ist eine Dosisanpassung notwendig.

Gentamicin	Refobacin®, Duragentamicin®, Gencin®, Sulmycin® u. a.

Standard-Aminoglykosid und bewährtes bakterizides Antibiotikum für die Kombinationstherapie schwerer Infektionskrankheiten. Gentamicin wirkt (auch im Falle einer Resistenz) in Kombination mit Penicillinen und Cephalosporinen synergistisch, u. a. auf Enterokokken und Listerien. Im sauren Milieu (Abszeß) ist Genatamicin (wie alle Aminoglykoside) inaktiv. Geringe therapeutische Breite (ototoxisch, nephrotoxisch), die bei Kindern aber größer zu sein scheint als bei Erwachsenen. Die Einmaldosierung ist auch für Kinder geeignet.

Wirkungsspektrum: Staphylokokken, Enterobacteriaceae, P. aeruginosa, Pasteurellen, Brucellen, Campylobacter fetus. Zu beachten sind lokale Resistenzhäufigkeiten.

Keine oder nur schwache Wirkung: Streptokokken, Enterokokken, Gonokokken, Meningokokken, H. influenzae, Listerien, Burkholderia cepacia u. a., Stenotrophomonas maltophilia, Nocardia, Clostridien, Bacteroides.

Pharmakokinetische Eigenschaften: Keine wesentliche Resorption nach Gabe per os oder bei lokaler Anwendung (wenn keine Entzündung vorliegt). Renale Ausscheidung. Dialysierbar. HWZ 1,5–2 Stunden.

Dosierung:
Kinder 1. LW: 5 mg/kg/Tag i. v. in 2 ED.
Kinder 2. LW–12. LM: 5–7,5 mg/kg/Tag i. v. (i. m.) in 1–3 ED.
Kinder > 1. LJ: 5 mg/kg/Tag i. v. (i. m.) in 1–3 ED.
Jugendliche, Erwachsene: 3–5 mg/kg/Tag i. v., i. m. in 1–3 ED.
Lokale Anwendung: Möglichst vermeiden (Resistenzentwicklung) außer subkonjunktivale Injektion und evtl. Inhalation bei Mukoviszidose.
Bei Nierenfunktionsstörung sind eine Dosisanpassung und ein Drug monitoring (siehe Kapitel 8) notwendig. Bei der Einmaldosierung sind die Serumspiegel direkt vor der nächsten Infusion (Talspiegel) zu bestimmen. Die Gabe von Gentamicin sollte möglichst als Kurzinfusion erfolgen. Dabei ist darauf zu achten, daß es nicht mit Betalaktamantibiotika und anderen Medikamenten gemischt wird. Bei Mukoviszidose kann die Dosis bis auf 12 mg/kg/Tag erhöht werden.

Griseofulvin Fulcin®, Gricin®, Likuden®

Älteres Antimykotikum zur Behandlung von Mykosen durch Dermatophyten. Griseofulvin wird heute meistens durch andere Antimykotika ersetzt (Azole).

Wirkungsspektrum: Dermatophyten.

Keine oder nur schwache Wirkung: Hefen und Schimmelpilze (Candida, Aspergillus, Cryptococcus, Mucor etc.).

Pharmakokinetische Eigenschaften: Unzuverlässige Resorption, nach fettreicher Mahlzeit ist die Bioverfügbarkeit besser als bei Nüchterngabe. Vorwiegend renale Ausscheidung. HWZ 20 Stunden.

Dosierung:
Kinder > 1. LJ: 10 mg/kg/Tag p. o. in 3 ED (1–3 Tbl. zu 125 mg/Tag), max. 500 mg/Tag.
Jugendliche, Erwachsene: 4 × 500 mg/Tag p. o.

Idoxuridin Virunguent®, Zostrum®

Idoxuridin war eines der ersten klinisch eingesetzten Virustatika. Heute überholt.

Wirkungsspektrum: Herpes simplex-Virus, Varicella-Zoster-Virus.

Imipenem/Cilastatin Zienam®

Betalaktamantibiotikum (Carbapenem) mit dem bisher breitesten Spektrum. Eine Kombination mit anderen antibakteriell wirksamen Antibiotika ist möglich, aber meistens wenig sinnvoll. Imipenem und andere Carbapeneme (Meropenem) sollten nur zur Behandlung schwerer Infektionskrankheiten eingesetzt werden. Vermeide Überdosierung (zentralnervöse Nebenwirkungen).

Wirkungsspektrum: Staphylokokken, Streptokokken einschließlich Pneumokokken (außer Penicillin-resistenten Stämmen), E. faecalis (außer Vancomycin-resistenten Stämmen), Gonokokken, Meningokokken, Enterobacteriaceae einschließlich Enterobacter, Citrobacter, Serratia, Morganella und Providentia (mäßig aktiv gegen Proteus und Acinetobacter), P. aeruginosa, Burkholderia cepacia, Anaerobier einschließlich Clostridien und Bacteroides, H. influenzae, Listerien, Nocardia, Campylobacter, Brucellen.

Keine oder nur schwache Wirkung: Penicillin-resistente Pneumokokken, Vancomycin-resistente Enterokokken, Methicillin-resistente Staphylokokken, E. faecium, Stenotrophomonas maltophilia, Mykoplasmen, Chlamydien, Legionellen, Korynebakterien, Mykobakterien.

Pharmakokinetische Eigenschaften: Keine Resorption nach Gabe per os. Gute Gewebegängigkeit, außer Liquor. Vorwiegend renale Ausscheidung. Imipenem und Cilastatin sind dialysierbar. HWZ für beide Substanzen 45–60 Minuten (in der 1. LW: Imipenem 2,5 Stunden und Cilastatin 9,1 Stunden).

Dosierung:

Kinder < 1500 g:	40 mg/kg/Tag als Infusion in 2 ED; für Neugeborene nicht zugelassen.
Kinder > 1500 g:	50 mg/kg/Tag als Infusion in 2–3 ED; für Neugeborene nicht zugelassen.
Kinder ≥ 3. LM:	60 mg/kg/Tag als Infusion in 3–4 ED.
Jugendliche, Erwachsene:	3–4 × 0,5–1 g/Tag i. v.

Bei eingeschränkter Nierenfunktion ist eine Dosisanpassung notwendig.

Indinavir Crixivan®

Virustatikum (Proteaseinhibitor), das spezifisch die HIV-Protease hemmt und damit die Freisetzung von Viruspartikeln. Indinavir sollte nur zusammen mit anderen Proteaseinhibitoren oder mit Nukleosid-Analoga verabfolgt werden. Nebenwirkungen: u. a. gastrointestinale Störungen, Kristallurie, Bildung von Nierensteinen; beachte die Interaktionen.

Wirkungsspektrum: HIV.

Pharmakokinetische Eigenschaften: Gute Resorption bei nüchterner Gabe. Indinavir hemmt die Virusreplikation in Konzentrationen von etwa 0,07 mg/l. Ausscheidung überwiegend über die Leber. HWZ 1,8 Stunden.

Dosierung:

Kinder:	Nicht zugelassen.
Erwachsene:	3 × 800 mg/Tag p. o.

Isoniazid (INH)   Isozid®, tebesium®

INH gehört zu den Antituberkulotika der 1. Wahl. Es sollte immer mit anderen Antituberkulotika kombiniert werden. Während der Behandlung sind die Leberfunktion zu überwachen (INH-Hepatitis) und der neurologische Status zu kontrollieren. Bei Säuglingen und kachektischen Kindern sollte zusätzlich Vitamin B_6 (10–15 mg/Tag) gegeben werden.

Wirkungsspektrum: M. tuberculosis (beachte jedoch die lokale Resistenz), teilweise M. kansasii.

Keine oder nur schwache Wirkung: Atypische Mykobakterien, andere Bakterien.

Pharmakokinetische Eigenschaften: Gute Resorption bei Nüchterngabe. Gute Gewebe- und Liquorgängigkeit. Vorwiegend renale Ausscheidung. Nicht dialysierbar mit Hämodialyse. HWZ 1 Stunde (Schnellinaktivierer) bzw. ca. 3 Stunden (Langsaminaktivierer).

Dosierung:

Kinder 0–5 Jahre:	8–10 mg/kg/Tag p. o., i. v. in 1 ED (200 mg/ m^2 KOF).
Kinder 6–9 Jahre:	7–8 mg/kg/Tag p. o., i. v. in 1 ED (200 mg/m^2 KOF).
Kinder 10–14 Jahre:	6–7 mg/kg/Tag p. o., i. v. in 1 ED (200 mg/m^2 KOF)
Kinder 15–18 Jahre:	5–6 mg/kg/Tag p. o., i. v. in 1 ED (200 mg/m^2 KOF), max. 300 mg/Tag.
Erwachsene:	1 × 200–300 mg/Tag p. o., i. v.

Bei eingeschränkter Nierenfunktion ist eine Dosisanpassung nicht erforderlich.

Itraconazol   Sempera®

Antimykotikum. Itraconazol ist ein lipophiles Azolderivat mit verbesserter Wirkung gegen Aspergillus und stellt eine Alternative in der Behandlung und Prophylaxe der Aspergillose dar. Die klinischen Erfahrungen im Kindesalter sind jedoch noch gering. Es gibt keine parenterale Form. Die Interaktionen sind für die Therapie zu beachten (Rifampicin, Phenytoin, Phenobarbital, Ciclosporin A, Vincristin, Antihistaminika u. a.).

Wirkungsspektrum: Wie Fluconazol, zusätzlich Aspergillus spp.

Keine oder nur schwache Wirkung: Wie Fluconazol.

Pharmakokinetische Eigenschaften: Orale Bioverfügbarkeit 40 % (nüchtern) bis 55 % (Nahrungsaufnahme). Die Cyclodextrin-Lösung (neue Saftform) hat eine verbesserte Bioverfügbarkeit, verursacht aber Durchfälle. Eiweißbindung > 99 %. Itraconazol wird in der Leber verstoffwechselt und vorwiegend mit dem Stuhl ausgeschieden. Schlechte Liquorgängigkeit. Mit der Dialyse wird Itraconazol nicht eliminiert. HWZ 24 Stunden.

Dosierung:

Kinder > 1. LJ:	5–12 mg/kg/Tag p. o. in 1 ED; für Kinder nicht zugelassen.
Jugendliche, Erwachsene:	200–600 mg/Tag p. o.

Josamycin Wilprafen®

Makrolid-Antibiotikum ohne nennenswerte Vorteile gegenüber Erythromycin.

Wirkungsspektrum: Ähnlich wie Erythromycin, jedoch im allgemeinen mit geringerer Aktivität (besonders gegen H. influenzae).

Keine oder nur schwache Wirkung: Ähnlich wie Erythromycin.

Pharmakokinetische Eigenschaften: Reduktion der Resorption bei gleichzeitiger Nahrungsaufnahme. Gute Gewebegängigkeit. Vorwiegend biliäre Ausscheidung. Nicht dialysierbar. HWZ 1,5 Stunden.

Dosierung:

Neugeborene:	Nicht zu empfehlen.
Kinder > 4. LW:	30–50 mg/kg/Tag p. o. in 3 ED.
Jugendliche, Erwachsene:	3 × 250–500 mg/Tag p. o.

Ketoconazol Nizoral®, Terzolin®

Antimykotikum aus der Gruppe der Azolderivate. Ketoconazol wird heute durch die neueren Azole ersetzt (geringere Nebenwirkungen und weniger Interaktionen).

Wirkungsspektrum: Candida, Dermatophyten.

Keine oder nur schwache Wirkung: C. glabrata, Aspergillus, Cryptococcus, Mucor, Fusarium.

Pharmakokinetische Eigenschaften: Bioverfügbarkeit 75 %. Für die Resorption ist Magensäure erforderlich, deshalb nicht zusammen mit Antazida und H_2-Blockern einnehmen. Bei Patienten mit Achlorhydrie kann die Resorption durch säurehaltige Getränke (Coca-Cola, Pepsi) verbessert werden. Schlechte Diffusion in Liquor, Knochen, Speichel. Vorwiegend biliäre, teilweise auch renale Ausscheidung. Nicht dialysierbar. HWZ in den ersten Stunden 2 Stunden, danach 8 Stunden.

Dosierung:

Kinder:	5–10 mg/kg/Tag p. o. in 1 ED.
Jugendliche, Erwachsene:	1 × 200–400 mg/Tag p. o.

Bei Nierenfunktionsstörungen ist eine Dosisanpassung nicht erforderlich.

Levofloxacin	Tavanic®

Siehe Ofloxacin.

Lamivudin (3TC)	Epivir®

Virustatikum (Nukleosid-Analogon), das die reverse Transkriptase hemmt. Die Substanz wird intrazellulär in Lamivudin-5-Triphophat, die aktive Form, umgewandelt. Lamivudin ist neuerdings zur Behandlung der chronischen Hepatitis B (Erwachsene) zugelassen. Es gibt ein Kombinationspräparat mit Zidovudin (Combivir®).

Wirkungsspektrum: HIV, Hepatitis B-Virus. Relativ gut verträglich, aber möglich sind u. a. Pankreatitis, periphere Neuropathie, Neutropenie und Anämie. Beachte Interaktionen mit Co-trimoxazol, Isoniazid und Pentamidin.

Pharmakokinetische Eigenschaften: Die orale Bioverfügbarkeit beträgt etwa 80 %. Sie ist unabhängig von der Nahrungsaufnahme. Die Ausscheidung erfolgt überwiegend renal. HWZ 2,5 Stunden.

Dosierung:

Kinder:	8 mg/kg/Tag in 2 ED p. o., nicht zugelassen.
Jugendliche, Erwachsene:	2 × 150 mg/Tag p. o.

Lincomycin	Albiotic®

Siehe Clindamycin

Linezolid · Zyvox®

Vertreter der Oxazolidinone, einer Antibiotikagruppe mit völlig neuer Struktur und neuem Wirkungsmechanismus (hemmt frühen Schritt der bakteriellen Proteinsynthese). Das Wirkungsspektrum erfaßt nur grampositive Erreger. Erstes orales Antibiotikum zur Behandlung von Infektionen mit MRSA und MRSE. Zulassung steht bevor.

Wirkungsspektrum: Koagulase-positve und Koagulase-negative Staphylokokken einschließlich Methicillin-resistenter Stämme, S. pneumoniae einschließlich Penicillin-resistenter Pneumokokken, Streptokokken der Gruppen A und B, Enterokokken einschließlich Vancomycin-resistenter Stämme, Corynebacterium spp., Listeria monocytogenes, Chlamydia pneumoniae, Mycoplasma pneumoniae, grampositive Anaerobier (außer C. difficile).

Keine oder nur schwache Wirkung: Alle gramnegativen Erreger, Legionellen.

Pharmakokinetische Eigenschaften: Die pharmakokinetischen Daten sind nach Gabe per os und i. v. weitgehend gleich. Bioverfügbarkeit 100 %, keine wesentliche Reduktion durch Nahrungsaufnahme. HWZ 5–7 Stunden. Ausscheidung vorwiegend renal, teilweise (10 %) auch mit den Fäzes. Gute Verträglichkeit. Geringe Hemmung der Monoaminooxidasen, keine Interaktion mit Cytochrom-P 450-Enzymen.

Dosierung:

Kinder > 4. LW:	2 × 10 mg/kg/Tag p. o. oder i. v.
Erwachsene:	2 × 600 mg/Tag p. o. oder i. v.
	Keine Dosisanpassung bei Nieren- und Leberfunktionsstörungen erforderlich.

Loracarbef · Lorafem®

Erstes Carbacephem, das den Oralcephalosporinen zugerechnet werden kann. Die Vorteile gegenüber Cefaclor liegen in der höheren chemischen Stabilität und in der größeren Betalaktamase-Stabilität.

Wirkungsspektrum: Wie Cefalexin/Cefaclor.

Keine oder nur schwache Wirkung: Wie Cefalexin/Cefaclor.

Pharmakokinetische Eigenschaften: Orale Bioverfügbarkeit 90 %, geringe Reduktion nach Nahrungsaufnahme. Gut schmeckende Saftzubereitung. Renale Ausscheidung. HWZ 1 Stunde.

Dosierung:

Kinder:	15–30 mg/kg/Tag p. o. in 2 ED.
Jugendliche, Erwachsene:	2 × 200–400 mg/Tag p. o.

Meropenem Meronem®

Meropenem ist ein Carbapenem, das dem Imipenem ähnelt. Es weist jedoch eine deutlich höhere Stabilität gegen Dihydropeptidasen auf, so daß eine Kombination mit Cilastatin nicht notwendig ist. Meropenem ist für die Behandlung schwerer Infektionskrankheiten geeignet. Es ist relativ gut liquorgängig und verursacht weniger ZNS-Nebenwirkungen als Imipenem.

Wirkungsspektrum: Ähnlich Imipenem, gegen grampositive Erreger etwas geringere, gegen P. aeruginosa etwas höhere Aktivität.

Keine oder nur schwache Wirkung: Ähnlich Imipenem.

Pharmakokinetische Eigenschaften: Keine wesentliche Resorption nach Gabe per os. Relativ gute Liquorgängigkeit. Renale Ausscheidung. HWZ bei Neugeborenen 1,7–2,5 Stunden, bei Kleinkindern 1,6 und bei Schulkindern 0,8 Stunden.

Dosierung:

Kinder < 3. LM:	60 mg/kg/Tag i. v. in 3 ED; für Neugeborene nicht zugelassen.
Kinder ≥ 3. LM:	60 mg/kg/Tag i. v. in 3–4 ED, 90 (–120) mg/kg/Tag bei Meningitis.
Jugendliche, Erwachsene:	3 × 0,5–1 g/Tag i. v., 3 × 2 g/Tag bei Meningitis und Mukoviszidose.

Metronidazol Arilin®, Clont®, Flagyl®, Vagimid® u. a.

Metronidazol ist ein Imidazolderivat. Es hat sich zur Behandlung von Infektionskrankheiten durch Anaerobier und Parasiten bewährt. Weitere Nitroimidazole sind Tinidazol (Simplotan®, Sorquetan®), Ornidazol (Tiberal®) und Nimorazol (Esclama®). Sie bringen gegenüber Metronidazol keine nennenswerten Vorteile. Alle Nitroimidazole können den Urin dunkel färben, weiterhin sind metallischer Geschmack, Exantheme, Schwindel, Ataxien und Krämpfe bekannt.

Wirkungsspektrum: Anaerobier einschließlich Clostridien und B. fragilis, Entamoeba histolytica, Trichomonas vaginalis, Giardia lamblia, Gardnerella vaginalis.

Keine oder nur schwache Wirkung: Alle aeroben und fakultativ anaeroben Bakterien, Aktinomyzeten, Propionibakterien. Es besteht eine Kreuzresistenz zwischen den Nitroimidazolen.

Pharmakokinetische Eigenschaften: Orale Bioverfügbarkeit 90 %, keine wesentliche Reduktion nach Nahrungsaufnahme. Metronidazol wird rektal mäßig und vaginal gut resorbiert. Sehr gute Gewebegängigkeit einschließlich Liquor, Speichel, Vaginalsekret. Verstoffwechselung in der Leber. Renale und biliäre (10 %) Ausscheidung. Dialysierbar. HWZ 7 Stunden.

Dosierung:

Neugeborene:	10 mg/kg/Tag p. o. oder i. v. in 2–3 ED.
Kinder > 4. LW:	15–30 mg/kg/Tag p. o. oder i. v. in 2–3 ED (Anaerobier-Infektion 30 mg/kg/Tag, Trichomoniasis und Giardiasis 15 mg/kg/Tag, Amöbiasis 35–50 mg/kg/Tag).
Jugendliche, Erwachsene:	3 × 400 mg/Tag p. o. oder i. v. Zur perioperativen Prophylaxe 1 × 0,5–1 g.

Eine Dosisanpassung ist nur bei schwerer Niereninsuffizienz notwendig.

Mezlocillin   Baypen®

Mezlocillin ist wie alle Acylaminopenicilline Betalaktamase-labil. Gegen Enterobacteriaceae ist es stärker wirksam als Azlocillin. Die Kombination mit einem Betalaktamase-Hemmer (Combactam®) erweitert das Spektrum von Mezlocillin deutlich. Mezlocillin kann mit anderen Betalaktamantibiotika und mit Aminoglykosiden kombiniert werden.

Wirkungsspektrum: Wie Ampicillin, zusäztlich weitere Enterobacteriaceae wie P. vulgaris, Enterobacter, Serratia, Citrobacter und Providentia sowie Anaerobier einschließlich B. fragilis.

Keine oder nur schwache Wirkung: Penicillin-resistente Pneumokokken, Staphylokokken, E. faecium, Betalaktamase-bildende Stämme von H. influenzae und M. catarrhalis, P. aeruginosa, Mykoplasmen, Chlamydien, Legionellen. Zu beachten ist auch, daß ein wechselnder Anteil der Enterobacteriaceae resistent ist.

Pharmakokinetische Eigenschaften: Keine Resorption nach Gabe per os. Renale (55 %) und biliäre (25 %) Ausscheidung. Dialysierbar. HWZ 1 Stunde

Dosierung:

Kinder 1. LW:	150 mg/kg/Tag i. v. in 2 ED.
Kinder > 1. LW:	200 mg/kg/Tag i. v. in 3 ED, max. 8 g/Tag.
Jugendliche, Erwachsene:	3 × 2–4 g/Tag i. v.

Miconazol   Daktar®, Infectosoor®, Mikotar®

Antimykotikum (Imidazolderivat) mit nur geringer Effektivität und mitunter schweren Nebenwirkungen. Miconazol wird heute nur noch lokal eingesetzt (z. B. Mundsoor).

Wirkungsspektrum: Candida, Aspergillus, Cryptococcus, Blastomyces, Coccidioides, Paracoccidioides, Histoplasma, Dermatophyten, Pseudallescheria boydii.

Keine oder nur schwache Wirkung: C. glabrata, Aspergillus, Mucor, Fusarium, Sporothrix.

Pharmakokinetische Eigenschaften: Schlecht wasserlöslich. Bei topischer Anwendung erfolgt keine Resorption, bei Gabe per os wird ein geringer Teil resorbiert. Renale und biliäre Ausscheidung. Nicht dialysierbar. HWZ zweiphasig, 2–4 Stunden.

Dosierung:
Lokal: Miconazol-Gel, -Creme, -Puder etc.

Minocyclin	Klinomycin®, Lederderm®, Minoclir® u. a.

Minocyclin gehört neben Doxycyclin (S. 39) zu den Tetracyclinen (S. 75). Es sollte wie alle Tetracycline möglichst nicht bei Kindern unter 9 Jahren angewendet werden. Zu beachten sind als zusätzliche Nebenwirkungen Schwindelerscheinungen.

Wirkungsspektrum: Wie Doxycyclin, zusätzlich Staphylokokken.

Keine oder nur schwache Wirkung: Wie Doxycyclin (außer Staphylokokken).

Pharmakokinetische Eigenschaften: Orale Bioverfügbarkeit 95 %, keine wesentliche Reduktion nach Nahrungsaufnahme. Gute Diffusion in die Gewebe, auch in den Liquor. Renale und biliäre (35 %) Ausscheidung. Nicht dialysierbar. HWZ 15 Stunden.

Dosierung:

Kinder:	4 mg/kg/Tag p. o. oder i. v. in 1–2 ED, initial 4 mg/kg.
Jugendliche, Erwachsene:	2 × 100 mg/Tag p. o. oder i. v., initial 200 mg.

Mupirocin	Turixin®

Mupirocin ist nicht mit anderen Antibiotika verwandt. Es wird nur topisch angewendet, vor allem zur Elimination von Staphylokokken aus der Nasenschleimhaut. Ein weiteres bewährtes Lokalantibiotikum mit ähnlichem Wirkungsspektrum ist Tyrothricin, bestehend aus Gramicidin und Tyrocidin.

Wirkungsspektrum: Staphylokokken einschließlich Methicillin-resistenter Stämme, Streptokokken einschließlich E. faecium (aber außer E. faecalis), Neisserien, H. influenzae, M. catarrhalis.

Keine oder nur schwache Wirkung: Enterobacteriaceae. P. aeruginosa, Anaerobier und andere Bakterien.

Pharmakokinetische Eigenschaften: Bei topischer Anwendung auf gesunder Haut wird Mupirocin nicht resorbiert. Bei Anwendung auf geschädigter Haut werden geringe Mengen aufgenommen und rasch metabolisiert. HWZ 30 Minuten.

Nelfinavir — Viracept®

Virustatikum (Proteaseinhibitor), das spezifisch die HIV-Protease hemmt und damit die Freisetzung von Viruspartikeln. Nelfinavir sollte nur zusammen mit anderen Proteaseinhibitoren oder mit Nukleosid-Analoga verabfolgt werden. Nebenwirkungen: u. a. gastrointestinale Störungen, Hautreaktionen; beachte die zahlreichen Interaktionen.

Wirkungsspektrum: HIV.

Pharmakokinetische Eigenschaften: Gute Resorption. Sie wird durch eine gleichzeitige Nahrungsaufnahme noch verbessert. Plasmaeiweißbindung > 98 %. Nelfinavir hemmt die Virusreplikation in Konzentrationen von < 200 nmol (ca. 0,1 mg/l). Ausscheidung überwiegend mit den Fäzes. HWZ 3,5–5 Stunden.

Dosierung:

Kinder: 60–90 mg/kg/Tag in 2–3 ED p. o., nicht zugelassen.

Jugendliche, Erwachsene: 3 × 750 mg/Tag p. o.

Nevirapin — Viramune®

Nicht-nukleosidisches Virustatikum, das die reverse Transkriptase hemmt. Es darf nur zusammen mit anderen Virustatika angewendet werden. Nebenwirkungen: Exanthem (tritt meist innerhalb der ersten 6 Behandlungswochen auf), Fieber, Hepatitis, Schmerzen, evtl. Stevens-Johnson-Syndrom; vielfältige Interaktionen.

Wirkungsspektrum: HIV.

Pharmakokinetische Eigenschaften: Bioverfügbarkeit 90 %. Neviparin passiert die Plazenta und tritt in die Muttermlich über. Ausscheidung überwiegend durch die Nieren, zu 10 % über den Stuhl. HWZ 30 Stunden.

Dosierung:

Kinder:	Keine Angaben, nicht zugelassen.
Jugendliche, Erwachsene:	1 × 200 mg/Tag p. o. über 2 Wochen, danach 2 × 200 mg/Tag p. o.

Neomycin	Bykomycin®, Myacyne®, Nebacetin®, Neomycin®

Veraltetes Aminoglykosid, das wegen seiner Oto- und Nephrotoxizität und Allergisierung möglichst nicht mehr verwendet werden sollte. Die Installation von Neomycin-Lösungen ist heute überholt. Die lokale Anwendung fördert die Resistenzentwicklung der Bakterien gegenüber Aminoglykosiden.

Wirkungsspektrum: Gramnegative Bakterien einschließlich Salmonellen und Shigellen, Staphylokokken.

Keine oder nur schwache Wirkung: Streptokokken, Enterokokken, P. aeruginosa, Bacteroides, Clostridien.

Pharmakokinetische Eigenschaften: Geringe Resorption nach Gabe per os, die aber bei Langzeittherapie ebenso wie bei der Behandlung von Wunden zu beachten ist.

Dosierung:

Kinder:	30–60 mg/kg/Tag p. o. in 4 ED.
Erwachsene:	4 × 0,5–1 g/Tag p. o.

Lokal: Augen- und Ohrentropfen, Salben, Lösungen.

Netilmicin	Certomycin®

Aminoglykosid. Bewährtes bakterizides Antibiotikum zur Kombinationstherapie schwerer Infektionskrankheiten. Geringe therapeutische Breite (ototoxisch, nephrotoxisch). Keine nennenswerten Vorteile gegenüber Gentamicin. Netilmicin war als erstes Aminoglykosid zur Einmaltherapie zugelassen.

Wirkungsspektrum: Ähnlich Gentamicin.

Keine oder nur schwache Wirkung: Ähnlich Gentamicin.

Pharmakokinetische Eigenschaften: Ähnlich Gentamicin, dialysierbar, HWZ 2 Stunden.

Dosierung:

Neugeborene 1. LW:	6 mg/kg/Tag i.v. in 1 ED (evtl. 6 mg/kg/Tag jeden 2. Tag).
Säuglinge > 1. LW:	7,5–9 mg/kg/Tag i.v. (i.m.) in 1–3 ED.
Kinder > 1. LJ:	6–7,5 mg/kg/Tag i.v. (i.m.) in 1–3 ED.
Jugendliche, Erwachsene:	4–7,5 mg/kg/Tag i.v., i.m. in 1–3 ED (max. 400–600 mg/Tag).

Bei Nierenfunktionsstörung sind eine Dosisanpassung und ein Drug monitoring (siehe Kapitel 8) notwendig. Netilmicin sollte im Kindesalter am besten als Kurzinfusion gegeben werden. Dabei ist darauf zu achten, daß es nicht mit Betalaktamantibiotika und anderen Medikamenten gemischt wird.

Nitrofurantoin Cystit®, Furadantin®, Nifurantin®, Nifuretten® u.a.

Nitrofurantoin gehört zur Gruppe der Nitrofurane. Obwohl immer wieder kritisiert, ist es bei richtiger Dosierung weiterhin – zumindest im Kindesalter – als Chemotherapeutikum zur Behandlung der afebrilen, symptomatischen Harnwegsinfektion (Zystitis) und zur Infektionsprophylaxe der Harnwegsinfektion geeignet. Nitrofurantoin sollte nicht Säuglingen oder Patienten mit einer Niereninsuffizienz verordnet werden.

Wirkungsspektrum: E.coli, Klebsiellen, Enterobacter, Citrobacter, E. faecalis, Staphylokokken einschließlich S. saprophyticus.

Keine oder nur schwache Wirkung: Proteus, Providentia, Serratia, Pseudomonas, Acinetobacter, Chlamydien, Mykoplasmen, Gonokokken.

Pharmakokinetische Eigenschaften: Nahezu vollständige Resorption, die durch Nahrungsaufnahme eher noch verbessert wird. Nitrofurantoin erreicht keine nennenswerten Serumkonzentrationen, keine ausreichende Gewebediffusion, keine Diffusion ins Nierengewebe. Hauptsächlich renale Elimination, hohe Urinspiegel. Bei eingeschränkter Nierenfunktion steigen die Serumspiegel auf toxische Werte an. HWZ 30–90 Minuten.

Dosierung:

Kinder > 1. LJ:	3–5 mg/kg/Tag p.o. in 2 ED (Therapie), 3–5 (–7) Tage; 1 mg/kg/Tag p.o. in 1 ED (Prophylaxe).
Jugendliche, Erwachsene:	3–4 × 100 mg/Tag p.o., zur Prophylaxe 50–100 mg/Tag.

Nystatin	Adiclair®, Candio-Hermal®, Moronal®, Nystatin Jenapharm® u. a.
Liposomales Nystatin	Nyotran®

Nystatin gehört zur Gruppe der Polyene und ist mit Amphotericin B verwandt. Bewährtes Antimykotikum zur lokalen Behandlung von Mykosen (Mundsoor). Liposomales Nystatin zur parenteralen Therapie systemischer Mykosen befindet sich derzeit in klinischer Prüfung.

Wirkungsspektrum: Candida, Aspergillus, Cryptococcus, Blastomyces, Histoplasma, Geotrichum.

Keine oder nur schwache Wirkung: Dermatophyten.

Pharmakokinetische Eigenschaften: Keine nennenswerte Resorption nach Gabe per os oder nach lokaler Anwendung.

Dosierung:

Neugeborene < 1500 g:	3 × 100 000 E/Tag p. o.
Neugeborene > 1500 g:	3 × 150 000 E/Tag p. o.
Kinder > 4. LW:	2 × 100 000 E/kg/Tag p. o.
Jugendliche, Erwachsene:	3 × 0,5–1 Mio E p. o.
Lokal: Anwendung als Ovula, Salbe, Creme, Gel etc.	

Ofloxacin	Tarivid®

Chinolon der Gruppe 2 mit hoher Aktivität gegen gramnegative Bakterien. Eine Anwendung im Kindes- und Jungendalter ist wegen der tierexperimentell nachgewiesenen irreversiblen Knorpelschäden nur ausnahmsweise unter strenger Indikationsstellung möglich (S. 34). Auf Grund der weltweit vorwiegend mit Ciprofloxacin gesammelten Erfahrungen sollte für die Behandlung von Kindern und Jugendlichen mit einem Chinolon Ciprofloxacin dem Ofloxacin vorgezogen werden. Andere Chinolone sollte man bei Kindern nicht verordnen. Eine Weiterentwicklung ist Levofloxacin (Tavanic®), das auch gegen grampositive Bakterien einschließlich Penicillin-resistenter Pneumokokken gut wirksam ist und daher für die Behandlung von Atemwegsinfektionen geeignet erscheint, jedoch wie Ofloxacin für das Kindes- und Jugendalter nicht zugelassen ist.

Wirkungsspektrum: Wie Ciprofloxacin.

Keine oder nur schwache Wirkung: Wie Ciprofloxacin.

Pharmakokinetische Eigenschaften: Orale Bioverfügbarkeit 95 %, keine wesentliche Reduktion durch Nahrungsaufnahme. Gute Gewebegängigkeit, relativ gute Diffusion in den Liquor. Renale Ausscheidung. Nicht dialysierbar. HWZ 6–7 Stunden.

Dosierung:

Kinder:	10–20 mg/kg/Tag p. o. oder i. v. in 2 ED.
Jugendliche, Erwachsene:	2 × 200–400 mg/Tag p. o. oder i. v., auch 1 × 400 mg/Tag.

Oxacillin — Stapenor®

Penicillinase-festes Penicillin zur intravenösen Behandlung ausschließlich von leichten und mittelschweren Staphylokokkeninfektionen. Die Wirkung gegen Penicillin-empfindliche Erreger ist deutlich geringer als die von Penicillin G. Oxacillin sollte wegen der schlechten Bioverfügbarkeit nicht mehr per os verordnet werden. Die Kombinationspräparate (Optocillin®) sind nicht zu empfehlen.

Wirkungsspektrum: Staphylokokken einschließlich Penicillinase-bildender Stämme. Gegen Penicillin-empfindliche Staphylokokken und Streptokokken wirkt Oxacillin deutlich schwächer als Benzylpenicillin.

Keine oder nur schwache Wirkung: Oxacillin-resistente Staphylokokken (= Methicillin-resistente Staphylokokken), Kokken, Enterobacteriaceae, Pseudomonas, Anaerobier. Der Nachweis der Methicillinresistenz von Staphylokokken gelingt am besten in Kulturmedien, die 4–5 % NaCl enthalten. Zu beachten ist, daß „Border line"-Stämme (Ampicillin-Sulbactam-sensibel) keine intrinsisch Methicillin-resistenten Staphylokokken sind. Es besteht bei Staphylokokken eine Kreuzresistenz zwischen den Penicillinase-festen Penicillinen.

Pharmakokinetische Eigenschaften: Orale Bioverfügbarkeit nur 30 %, Reduktion durch Nahrungsaufnahme. Plasmaeiweißbindung 93 %. Vorwiegend renale Ausscheidung. Nicht dialysierbar. HWZ 25–40 Minuten.

Dosierung:

Säuglinge:	80–200 mg/kg/Tag i. v. in 3–4 ED.
Kinder > 1. LJ:	80–150 mg/kg/Tag i. v. in 3–4 ED.
Jugendliche, Erwachsene:	3–4 × 1–2 g/Tag i. v., max. 12 g/Tag.

Penicillin G (Benzylpenicillin)

Seit Jahrzehnten bewährtes Antibiotikum mit großer therapeutischer Breite. Penicillin G ist auf empfindliche Erreger stärker wirksam als andere Penicilline und gilt daher weiterhin als Mittel der Wahl für die Behandlung von Infektionen durch sensible Erreger. Von den Nebenwirkungen (siehe Kapitel 9) sind die sehr seltenen anaphylaktischen Reaktionen und die durch Überdosierung bedingten besonders zu beachten. Der Natrium- und Kaliumgehalt kann bei hoher Penicillin-Dosierung klinisch relevant werden.

Wirkungsspektrum: Betalaktamase-negative Staphylokokken, S. pyogenes, S. agalactiae, Pneumokokken (außer Penicillin-resistente Pneumokokken; hierzulande ist die Resistenzrate $< 1\%$, intermediäre Stämme jedoch etwa 6 %), S. viridans, anaerobe Streptokokken, Gonokokken, Meningokokken, Korynebakterien, Treponemen, Borrelien, Leptospiren, Aktinomyzeten, Pasteurella multocida, Clostridien (außer C. difficile); mäßig aktiv gegen Samonellen und Shigellen.

Keine oder nur schwache Wirkung: Betalaktamase-positive Staphylokokken, Penicillin-resistente Pneumokokken, Enterokokken, Betalaktamase-positive Gonokokken, Enterobacteriaceae, P. aeruginosa, B. fragilis, Nocardia, Brucellen, H. influenzae, M. catarrhalis, Mykoplasmen, Chlamydien, Legionellen, B. pertussis.

Pharmakokinetische Eigenschaften: Nach Gabe per os nur geringe Resorption (bis 30 %), außer bei Neugeborenen (geringe Magensäureproduktion). Die Serumspiegelmaxima betragen 1 Stunde nach Infusion von 5 Mio IE über 100 IE/ml, nach Gabe von 0,6 Mio IE Procain-Penicillin i. m. liegen sie bei 1–2 IE/ml. Nach Applikation von 1,2 Mio IE Benzathin-Penicillin i. m. sind über 3–4 Wochen Mindestspiegel von 0,03 IE/ml zu erzielen. Die Penetration in Niere, Lunge, Leber, Haut, Schleimhäute, Synovial-, Pleura-, Perikardflüssigkeit und Aszites ist gut. Mäßige Diffusion in den Liquor (bei Meningitis), ins Fruchtwasser und in die Muskulatur, schlechte Diffusion in Knochen, Gehirn, Kammerwasser und Muttermilch. Vorwiegend renale Ausscheidung, zum geringen Teil auch biliär. Dialysierbar. HWZ 40 Minuten.

Dosierung (1 IE Penicillin G = 0,6 μg, 1 μg = 1,67 IE):

Neugeborene:	50 000–150 000 IE/kg/Tag als Kurzinfusion in 3 ED.
Kinder > 4. LW:	30 000–50 000 (–500 000) IE als Kurzinfusion (i. m.) in 4–6 ED.
Jugendliche, Erwachsene:	4 × 0,5 Mio (bis 4–6 × 4 Mio) IE als Kurzinfusion (oder i. m.).

Depot-Penicilline:
- Benzylpenicillin-Procain (Jenacillin®): 30 000–50 000 IE/kg/Tag i. m. in 1–2 ED.
- Benzylpenicillin-Clemizol (Megacillin®):
  - **Säuglinge:** 1 × 150 000–250 000 IE/Tag i. m.
  - **Kleinkinder:** 1 × 250 000–500 000 IE/Tag i. m.
  - **Schulkinder:** 1 × 500 000–750 000 IE/Tag i. m.
  - **Jugendliche und Erwachsene:** 1 × 1 Mio IE/Tag i. m.

- Benzathin-Penicillin (Pendysin®, Tardocillin®):
  - **Kleinkinder:** 1–2 × 600 000 IE/Monat i. m.
  - **Schulkinder, Jugendliche und Erwachsene:** 1–2 × 1,2 Mio IE/Monat i. m.

Bei schwerer Niereninsuffizienz ist die Tagesdosis zu halbieren (Erwachsene erhalten dann nur max. 10 Mio IE/Tag). Bei einer i. m. Gabe von Depotpenicillinen ist darauf zu achten, daß Penicillin nicht intravenös oder intraarteriell injiziert wird (Nicolau- und Hoigné-Syndrom). Eine lokale Gabe von Penicillin, z. B. zur Instillation oder intrathekal, ist heute nicht mehr zu empfehlen.

Penicillin V   **Infectocillin®, Isocillin^R, Jenacillin V^R,**
(Phenoxymethylpenicillin)   **V-Tablopen® u. a.**
Benzathin-Penicillin   **InfectoBicillin®**
Propicillin   **Baycillin®, Oricillin®**
Azidocillin   **Syncillin®**

Bewährte Penicilline zur Behandlung per os.

Wirkungsspektrum: Wie Penicillin G. Azidocillin wirkt auch gegen H. influenzae.

Keine oder nur schwache Wirkung: Wie Penicillin G, Salmonellen und Shigellen.

Pharmakokinetische Eigenschaften: Säurestabile Penicilline, orale Bioverfügbarkeit 50 %, Reduktion nach Nahrungsaufnahme. Bitter schmeckende Saftzubereitungen. Nach Gabe von 200 000 IE und 1 Mio IE Penicillin V-Kalium werden maximale Serumspiegel von 1 bzw. 6,4 IE/ml erreicht. Die Gewebediffusion ist ähnlich derjenigen von Penicillin G. Vorwiegend renale Ausscheidung. Dialysierbar. HWZ 30–45 Minuten.
Propicillin (Phenoxypropylpenicillin): 1 Mio IE = 0,7 g bzw. 1 g = 1,42 Mio IE, orale Bioverfügbarkeit 50 %, maximale Serumspiegel nach Gabe von 1 Mio IE 10 IE/ml, HWZ 30–45 Minuten.
Azidocillin (Azidobenzylpenicillin): Bioverfügbarkeit 75 %, maximale Serumspiegel nach Gabe von 1 Mio IE 8,8 IE/ml. Azidocillin wird im Organismus zu einem geringen Teil in Ampicillin umgewandelt und renal ausgeschieden, HWZ 30–45 Minuten.

Dosierung
- Penicillin V (1 Mio IE = 0,6 g, 1 g = 1,6 Mio IE)
  - **Säuglinge:** 100 000 IE/kg/Tag p. o. in 2–3 ED.
  - **Kinder > 1. LJ:** 50 000–100 000 IE/kg/Tag p. o. in 2–3 ED.
  - **Jugendliche, Erwachsene:** 1–2 Mio IE/Tag p. o., max. 5 Mio IE/Tag, in 2–3 ED.

- Azidocillin (1 Mio IE = 0,6 g bzw. 1 g = 1,6 Mio IE)
  - **Kinder > 7. LJ:** 1,5 g/Tag p. o. in 2 ED.
  - **Jugendliche, Erwachsene:** 1,5 g/Tag p. o. in 2 ED.

Piperacillin   **Pipril®**

Piperacillin ist wie alle Acylaminopenicilline Betalaktamase-labil. Es umfaßt im wesentlichen das Spektrum von Azlocillin (Pseudomonas) und Mezlocillin. Die Kombination mit einem Betalaktamase-Hemmer erweitert das Wirkspektrum noch. In der Kombination mit Aminoglykosiden wirkt Piperacillin synergistisch (u. a. Enterokokken).

Wirkungsspektrum: Wie Ampicillin, zusätzlich weitere Enterobacteriaceae wie P. vulgaris, Enterobacter, Serratia, Citrobacter und Providentia sowie P. aeruginosa.

Keine oder nur schwache Wirkung: Staphylokokken, Penicillin-resistente Pneumokokken, E. faecium, Betalaktamase-bildende Stämme von H. influenzae und M. catarrhalis, Mykoplasmen, Chlamydien, Legionellen.

Pharmakokinetische Eigenschaften: Keine Resorption nach Gabe per os. Ausscheidung renal und biliär (15 %). Dialysierbar. HWZ 1 Stunde.

Dosierung:

Kinder 1. LW:	150 mg/kg/Tag i. v. in 2 ED.
Kinder > 1. LW:	200 mg/kg/Tag i. v. in 3 ED, max. 8 g/Tag.
Jugendliche, Erwachsene:	3 × 2–4 g/Tag i. v.

Piperacillin-Tazobactam   **Tazobac®**

Tazobactam ist ein Betalaktamase-Hemmer vor allem der Typen II–VI. Die Kombination mit Piperacillin erweitert dessen Wirkungsspektrum um Keime, die aufgrund der Bildung von Betalaktamasen resistent sind. Für die perioperative Prophylaxe ist Piperacillin-Tazobactam nur eingeschränkt zu empfehlen.

Wirkungsspektrum: Wie Piperacillin plus Betalaktamase-bildende Stämme von Staphylokokken, H. influenzae, M. catarrhalis, Gonokokken, Enterobacteriaceae und B. fragilis.

Keine oder nur schwache Wirkung: Methicillin-resistente Staphylokokken, die meisten Ampicillin-resistenten Enterokokken, einzelne Stämme von Enterobacteriaceae und P. aeruginosa, Mykoplasmen, Chlamydien, Legionellen.

Pharmakokinetische Eigenschaften: Keine Resorption von Piperacillin und Tazobactam nach Gabe per os. Die Gewebegängigkeit von Tazobactam gleicht weitgehend derjenigen von Piperacillin. Dialysierbar (mit Hämodialyse). HWZ von Tazobactam nach i. v. Anwendung der Kombination 50–70 Minuten.

Dosierung:

Kinder:	150 mg/kg/Tag i. v. in 2–3 ED, nicht zugelassen.
Jugendliche, Erwachsene:	(2–) 3 × 4,5 g/Tag i. v.

Prothionamid — ektebin®, Peteha®

Antituberkulotikum der Reserve zur Kombinationstherapie. Prothionamid ist ein Derivat der Isonikotinsäure (ein naher Verwandter ist Ethionamid) und sollte nur bei INH-Resistenz angewendet werden. Nebenwirkungen sind häufig, sie ähneln denen von INH.

Wirkungsspektrum: M. tuberculosis, M. leprae, teilweise auch M. kansasii. Keine Kreuzresistenz mit INH.

Pharmakokinetische Eigenschaften: Fast vollständige Metabolisierung. Gute Diffusion in die Gewebe und in den Liquor. Vorwiegend renale Ausscheidung. HWZ 3 Stunden.

Dosierung:

Kinder:	7,5 (–15) mg/kg/Tag p. o.
Jugendliche, Erwachsene:	0,5–1 g/Tag p. o.

Pyrazinamid — Pyrafat® u. a.

Bakterizides Antituberkulotikum für die kombinierte Initialtherapie. Unter der Anwendung von Pyrazinamid kommt es zur Erhöhung der Harnsäurewerte im Plasma und bei etwa 0,5 % der Patienten zu einer akuten Hepatitis.

Wirkungsspektrum: M. tuberculosis.

Keine oder nur schwache Wirkung: Bovine und atypische Mykobakterien.

Pharmakokinetische Eigenschaften: Gute und schnelle Resorption nach Gabe per os. Gute Diffusion in die Gewebe und in den Liquor. Vorwiegend renale Ausscheidung. Dialysierbar (Hämodialyse). HWZ 10–12 Stunden.

Dosierung:

Kinder:	30 mg/kg/Tag p. o. in 1 ED.

Jugendliche, Erwachsene: 1 × 2,0 g/Tag p. o., max. Tagesdosis bis 70 kg Körpergewicht 1,5 g.

Max. Therapiedauer: 2–3 Monate. Kontrolle der Transaminasen und der Harnsäure.

Quinupristin/Dalfopristin Synercid®

Erstes Antibiotikum aus der Gruppe der Streptogramine, das parenteral verabfolgt werden kann. Die Kombination wirkt bakterizid, besitzt einen langanhaltenden postantibiotischen Effekt und ist gegen bisher erworbene Resistenzmechanismen der Bakterien unempfindlich. Quinupristin/Dalfopristin ist besonders geeignet zur Behandlung von Infektionen durch grampositive Erreger. Zu beachten sind die Interaktionen.

Wirkungsspektrum: S. aureus und Koagulase-negative Staphylokokken einschließlich Methicillin- und Erythromycin-resistenter Stämme, Streptokokken einschließlich Penicillin- und Makrolid-resistenter Pneumokokken, Enterococcus faecium einschließlich Vancomycin-resistenter Stämme, Corynebacterium jeikeium, Listeria monozytogenes, M. catarrhalis, Neisserien, Mykoplasmen, Chlamydien, Legionellen, grampositive und gramnegative Anaerobier.

Keine oder nur schwache Wirkung: H. influenzae, E. faecalis, Enterobacteriaceae, Pseudomonas.

Pharmakokinetische Eigenschaften: Die Pharmakokinetik ist bei beiden Komponenten dosislinear. Die Ausscheidung erfolgt zu über 80 % mit den Fäzes. HWZ 1 Stunde. Die Wirkung dauert jedoch länger, vermutlich weil sich die Streptogramine in den Makrophagen anreichern.

Dosierung:
Kinder: Nicht zugelassen.
Erwachsene: 3 × 7,5 mg/kg/Tag i. v. Bei Leberzirrhose Dosisreduktion, keine Dosisanpassung bei Nierenfunktionsstörungen.

Ribavirin Virazole®

Virustatikum mit relativ breitem Wirkungsspektrum. Gehört zur Gruppe der Nukleosid-Analoga. Es hemmt in Gewebekulturen sowohl DNA- als auch RNA-Viren. Die klinische Wirkung des phosphorylierten Ribavirins scheint jedoch gering zu sein. Bedeutung hat bisher nur die Aerosolinhalation bei Kindern mit schweren RS-Virusinfektionen (siehe Kapitel 5) und die i. v. Anwendung bei Patienten mit Lassafieber erreicht. Im Tierversuch wirkt Ribavirin teratogen, mutagen und karzinogen.

Wirkungsspektrum: Respiratory-Syncytial-Virus, Hepatitis C-Virus, Arenaviren (Lassafieber), Masernvirus u. a.

Pharmakokinetische Eigenschaften: Bei Anwendung als Aerosol wird ein geringer Teil resorbiert. Gute Liquorgängigkeit. Der resorbierte Anteil wird vorwiegend renal ausgeschieden. HWZ 9 Stunden (Plasma), 40 Stunden (Erythrozyten).

Dosierung:

Aerosolinhalation:	20 mg/ml aqua dest., 12–18 Stunden/Tag, oder 60 mg/ml aqua dest., 3 × 2 Stunden/Tag; für jeweils 3–5 Tage. Die Vernebelung sollte mit einem speziellen Inhaliergerät (Aerosolpartikelgröße: 1–2 μm) und möglichst unter einem doppelten Sauerstoffzelt erfolgen.
Intravenöse Gabe:	4 × 1 g/Tag für 3–4 Tage, danach 3 × 0,5 g/Tag.

Rifampicin Rifa®, Rifampicin-Hefa®, Eremfat®

Bewährtes Antituberkulotikum der 1. Wahl aus der Gruppe der Ansamycine. Rifampicin muß meist mit anderen Antituberkulotika kombiniert werden. Weiterhin ist Rifampicin zur Behandlung von Staphylokokken-Infektionen (in Kombination mit anderen Antibiotika) und zur Meningokokken-Prophylaxe geeignet. Rifampicin ist ein starker Enzyminduktor. Interaktionen sind häufig, u. a. mit Antikonvulsiva, Theophyllin, Zidovudin, Didanosin und Ciclosporin.

Weitere Chemotherapeutika aus der Gruppe der Ansamycin-Antibiotika sind Rifabutin (Mycobutin®) und Rifapentin (in Deutschland noch nicht im Handel). Rifabutin wirkt gegen M. tuberculosis einschließlich Rifampicin-resistenter Stämme, M. avium-intracellulare (stärkere Aktivität als Rifampicin) und anderen Mykobakterien sowie gegen grampositive Erreger. Bioverfügbarkeit nur 12–20 %, Ausscheidung über Urin und Faezes, HWZ 38 Stunden. Cave: Uveitis und Leukopenie, viele Interaktionen. Dosis: 5 mg/kg/Tag, für Kinder nicht zugelassen.

Wirkungsspektrum: M. tuberculosis (beachte jedoch die lokale Resistenz), mäßig empfindlich sind auch M. kansasii, M. marinum, M. leprae; Staphylokokken, Streptokokken einschließlich Penicillin-resistenter Pneumokokken, Enterokokken, Gonokokken, Meningokokken, H. influenzae, Chlamydien, Legionellen, Brucellen und Chlamydia trachomatis.

Keine oder nur schwache Wirkung: Atypische Mykobakterien, Enterobacteriaceae. Schnelle Resistenzentwicklung gegen Staphylokokken, Meningokokken und andere Erreger.

Pharmakokinetische Eigenschaften: Gute Resorption bei Nüchterngabe. Gute Gewebegängigkeit einschließlich Liquor (bei Meningitis) und Speichel. Hohe intrazelluläre Konzentration. Tränenflüssigkeit (cave: Kontaktlinsenträger), Urin, Sputum, Schweiß und andere Körpersekrete können sich unter der Behandlung orange verfärben. Renale und biliäre Ausscheidung. HWZ 3 Stunden, bei Leberschädigung 4–7 Stunden, bei Nierenfunktionsstörung normal. Nicht dialysierbar mit Hämodialyse.

Dosierung:

Kinder 0–5 Jahre:	15 mg/kg/Tag p.o. (i.v.) in 1 ED (350 mg/m^2 KOF).
Kinder 6–9 Jahre:	12 mg/kg/Tag p.o. (i.v.) in 1 ED (350 mg/m^2 KOF).
Kinder 10–18 Jahre:	10 mg/kg/Tag p.o. (i.v.) in 1 ED (350 mg/m^2 KOF), max. 600 mg/Tag.
Erwachsene:	600 mg p.o., i.v. in 1 ED.
Prophylaxe:	Ab 2. LM 20 mg/kg/Tag in 2 ED, Jugendliche und Erwachsene 2 × 600 mg/Tag, jeweils p.o. und über 2 Tage (siehe S. 119).

Bei Niereninsuffizienz ist eine Dosisanpassung nicht notwendig. Während der Therapie ist die Leberfunktion zu überwachen.

Rimantadin   Roflual®

Siehe Amantadin

Ritonavir   Norvir®

Virustatikum (Proteaseinhibitor), das spezifisch die HIV-Protease hemmt und damit die Freisetzung von Viruspartikeln. Ritonavir sollte nur zusammen mit anderen Proteaseinhibitoren oder mit Nukleosid-Analoga verabfolgt werden. Nebenwirkungen: u.a. gastrointestinale Störungen, Parästhesien, Kristallurie, Nierensteinbildung; beachte die zahlreichen Ineraktionen.

Wirkungsspektrum: HIV.

Pharmakokinetische Eigenschaften: Die Bioverfügbarkeit beträgt etwa 60 %. Plasmaeiweißbindung > 98 %. Ritonavir hemmt die Virusreplikation in Konzentrationen von < 0,1 µmol/l. Ausscheidung überwiegend über die Leber. HWZ 3–5 Stunden.

Dosierung:

Kinder:	Nicht zugelassen.
Jugendliche, Erwachsene:	2 × 300–600 mg/Tag p.o.

Roxithromycin — Rulid®, Roxigrün®

Roxithromycin ist ein neueres Makrolid mit (gegenüber Erythromycin) verbesserten pharmakokinetischen Eigenschaften. Wegen seines Wirkungsspektrums und der guten Verträglichkeit ist es besonders für die Behandlung von Kindern mit Atemwegsinfektionen geeignet. Darüber hinaus gibt es zahlreiche neue Indikationen (z. B. Lyme-Borreliose, Ulcus duodeni et ventriculi). Zu beachten sind die Interaktionen (Theophyllin etc.).

Wirkungsspektrum: Wie Erythromycin, zusätzlich H. pylori. In vitro ist die Aktivität gegen H. influenzae jedoch nur mäßig.

Keine oder nur schwache Wirkung: Wie Erythromycin.

Pharmakokinetische Eigenschaften: Orale Bioverfügbarkeit ca. 70–80 %, Reduktion bei gleichzeitiger Nahrungsaufnahme. Gute Gewebegängigkeit. Die intrazelluläre Konzentration ist etwa 20fach größer als die extrazelluläre. Plasmaeiweißbindung 91–95 %. Die Ausscheidung erfolgt vorwiegend mit den Fäzes, zu 7 % auch mit dem Harn. Dialysierbar? HWZ 10 Stunden, bei Kindern bis 20 Stunden.

Dosierung:

Kinder ≤ 6. LM:	Nicht zugelassen.
Kinder > 6. LM:	5–7,5 mg/kg/Tag p. o. in (1–) 2 ED.
Jugendliche, Erwachsene:	2 × 150–300 mg/Tag oder 1 × 300 mg/Tag p. o.

Bei eingeschränkter Nierenfunktion ist eine Dosisanpassung nicht notwendig.

Saquinavir — Invirase®, Fortovase®

Virustatikum (Proteaseinhibitor), das spezifisch die HIV-Protease hemmt und damit die Freisetzung von Viruspartikeln. Saquinavir sollte nur zusammen mit anderen Proteaseinhibitoren oder mit Nukleosid-Analoga verabfolgt werden. Nebenwirkungen: relativ wenige, u. a. gastrointestinale Störungen; beachte die zahlreichen Interaktionen.

Wirkungsspektrum: HIV.

Pharmakokinetische Eigenschaften: Die Bioverfügbarkeit beträgt nur etwa 4 % und ist zudem sehr variabel. Sie wird durch eine gleichzeitige Nahrungsaufnahme, insbesondere durch Grapefruitsaft, verbessert. Saquinavir wirkt in nanomolaren Konzentrationen antiviral. Diese werden offenbar trotz schlechter Bioverfügbarkeit erreicht. Plasmaeiweißbindung 98 %. Saquinavir hemmt die Virusreplikation in Konzentrationen von < 0,1 μmol/l. Ausscheidung überwiegend über die Leber. HWZ 2 Stunden.

Dosierung:
Kinder: Nicht zugelassen.
Jugendliche, Erwachsene: 3 × 600 mg/Tag p. o.

Spiramycin Rovamycine®, Selectomycin®

Spiramycin ist ein 16gliedriges Makrolid. Es wird vorwiegend als Alternative zur Behandlung der Toxoplasmose eingesetzt. Die Wirkung ist jedoch nur mäßig.

Wirkungsspektrum: Ähnlich wie Erythromycin, jedoch schwächer wirksam gegen Staphylokokken und Streptokokken, zusätzlich Toxoplasma gondii.

Keine oder nur schwache Wirkung: H. influenzae, Enterobacteriaceae und andere gramnegative Stäbchen.

Pharmakokinetische Eigenschaften: Orale Bioverfügbarkeit ca. 30%. Hohe Konzentration im Speichel. Ausscheidung biliär und renal. HWZ 3 Stunden.

Dosierung:
Kinder: 50–100 mg/kg/Tag p. o. in 2 ED.
Jugendliche, Erwachsene: 3 × 1 g/Tag p. o.

Streptomycin Strepto-Fatol® Streptomycin Grünenthal®

Älteres Aminoglykosid, das möglichst nur noch zur Behandlung der Tuberkulose verordnet werden sollte (ototoxisch, nephrotoxisch, häufige allergische Reaktionen). Die immer wieder noch angegebenen Empfehlungen, Streptomycin in der Behandlung seltener Infektionskrankheiten als Kombinationspartner einzusetzen, können meistens in Gentamicin abgeändert werden.

Wirkungsspektrum: M. tuberculosis (rasche Resistenzentwicklung), Brucellen, Francisella tularensis, Yersinia pestis. Unterschiedliche Wirksamkeit gegen Staphylokokken, Enterobacteriaceae, P. aeruginosa.

Keine oder nur schwache Wirkung: Atypische Mykobakterien, Clostridien, Bacteroides, Rickettsien.

Pharmakokinetische Eigenschaften: Nahezu keine Resorption nach Gabe per os. Ausscheidung renal, gering auch biliär. Dialysierbar. Schlechte Diffusion ins Gehirn (jedoch ausreichende Liquorgängigkeit bei Meningitis), ins

Kammerwasser und in den Knochen. Hohe Konzentration in Amnionflüssigkeit, Nabelschnur und Muttermilch. HWZ 2,5 Stunden, verlängert bei Neugeborenen und Ausscheidungsstörungen.

Dosierung:

Kinder:	20 mg/kg/Tag als Infusion oder i. m. in 1 ED, max. 0,75 g/Tag. Max. Gesamtdosis: 30 g/m² KOF. Wiederholte Hörtestung erforderlich.
Jugendliche, Erwachsene:	1 × 1 g/Tag als Infusion oder i. m.

Sulbactam   Combactam®

Einziger Betalaktamase-Hemmer, der in Deutschland als Monosubstanz im Handel ist. Die freie Kombination von Sulbactam mit Penicillinen und Cephalosporinen ist eine wertvolle Bereicherung der antibakteriellen Therapie. Auf Grund der Hemmmung der Betalaktamasen von Bacteroides sind Sulbactam-Kombinationen gut für die perioperative Prophylaxe in der abdominellen und gynäkologischen Chirurgie geeignet.

Wirkungsspektrum: Sulbactam hemmt die Betalaktamsen der Typen II–VI. Es besitzt selbst keine antibakterielle Aktivität, außer gegen Acinetobacter. Sulbactam darf mit Ampicillin, Mezlocillin, Piperacillin, Cefotaxim und Cefoperazon (in Deutschland nicht im Handel) kombiniert werden. Im Handel befinden sich das Kombinationspäparat Ampicillin/Sulbactam (Unacid®) und ein Ester aus Ampicillin und Sulbactam (Sultamicillin, Unacid PD®) zur Anwendung per os.

Pharmakokinetische Eigenschaften: Keine Resorption nach Gabe per so. Sulbactam wird praktisch nicht verstoffwechselt. Gute Gewebegängigkeit (außer Gehirn und Liquor im nichtentzündlichem Stadium); Sulbactam ist gut plazentagängig, erreicht hohe Konzentrationen in der Nabelschnur, tritt aber nur in geringer Konzentration in die Muttermilch über. Renale Ausscheidung. Dialysierbar. HWZ 1 Stunde.

Dosierung:

Kinder:	50 mg/kg/Tag i. v. in 2–4 ED (max. 80 mg/kg/Tag).
Jugendliche, Erwachsene:	1 g/Antibiotikum-Gabe (max. 4 × 1 g/Tag).

Sulfonamide

Sulfonamide werden wegen der hohen Resistenzrate und der hohen Nebenwirkungsrate (u. a. Allergie, Leber- und Nephrotoxizität) praktisch kaum mehr als Monosubstanz angewendet. Sulfonamide sind jedoch weiterhin brauchbar als Kombinationspartner, z. B. mit Trimethoprim (S. 77), Tetroxoprim (S. 75) und Pyrimethamin. Von medizinischer Bedeutung ist gegenwärtig als Monosubstanz noch Sulfadiazin (siehe S. 146).

Wirkungsspektrum: Streptokokken, Aktinomyzeten, Nocardia, Chlamydien. Pneumocystis carinii, Toxoplasma gondii, Malariaplasmodien.

Keine oder nur schwache Wirkung: Staphylokokken, Enterokokken, Gonokokken, Meningokokken, Enterobacteriaceae, P. aeruginosa, Rickettsien, Spirochäten, Mykoplasmen.

Pharmakokinetische Eigenschaften: Orale Bioverfügbarkeit > 80 % (außer schwerlösliche Sulfonamide). Die Sulfonamide werden in der Leber metabolisiert und über die Nieren ausgeschieden. Azetylierte Sulfonamide können in den Harnkanälchen auskristallisieren. Gute Diffusion ins Mittelohr, in die Sinus, in den Liquor und ins Kammerwasser. HWZ unterschiedlich: wenige Stunden bis einige Tage (siehe S. 7).

Dosierung (Sulfadiazin):

Kinder:	50–100 mg/kg/Tag p. o. in 2 ED.
Jugendliche, Erwachsene:	2 × 2 g/Tag p. o.

Taurolidin   Taurolin®

Taurolidin ist für Kinder erst nach dem 6. LJ zugelassen. Es wird nur lokal angewendet. Durch Mischen mit PVP-Jod und Wasserstoffperoxid wird Taurolidin abgebaut, ebenso bei systemischer Anwendung von Vancomycin. Über Wundantiseptika siehe S. 20.

Wirkungsspektrum: Grampositive und gramnegative Bakterien einschließlich Pseudomonas, Bacteroides, Clostridien, M. tuberculosis, einige Pilze (Candida, Aspergillus, Trichophyton, Epidermphyton).

Dosierung:
Lokal: 2%ige Lösung zur Spülung der Bauchhöhle und des Operationsfeldes.

Teicoplanin   Targocid®

Glykopeptid-Antibiotikum. Im Kindesalter wegen der Einmalgabe und der guten Nierenverträglichkeit bedeutungsvolle Alternative zu Vancomycin. Reserveantibiotikum zur Behandlung von Staphylokokken- und Enterokokken-Infektionen.

Wirkungsspektrum: Staphylokokken einschließlich Methicillin-resistenter Stämme, Streptokokken, Enterokokken, C. difficile, Korynebakterien einschließlich Corynebacterium jeikeium, Listerien, grampositive anaerobe Kokken. Teicoplanin ist gegen Enterokokken aktiver als Vancomycin.

Keine oder nur schwache Wirkung: Gramnegative Bakterien, Bacteroides. In vitro reduzierte Wirkung gegen Staphylococcus haemolyticus. Resistent sind hierzulande gewöhnlich auch Vancomycin-resistente Stämme von E. faecium und E. faecalis.

Pharmakokinetische Eigenschaften: Praktisch keine Resorption nach Gabe per os. Plasmaeiweißbindung 90 %. Ausscheidung vorwiegend durch die Niere. Mit der Peritonealdialyse teilweise dialysierbar. Induziert keine nennenswerte Ausschüttung von Histamin (kein „Red man"-Syndrom). HWZ 30–80 Stunden (10mal länger als die von Vancomycin).

Dosierung:

Kinder ≤ 6. LW:	Am 1. Tag 1 × 16 mg/kg, danach 1 × 8 mg/kg/Tag i. v. in 1 ED.
Kinder > 6. LW:	Am 1. Tag 20 mg/kg i. v. in 1 ED oder in den ersten 36 Stunden 3 × 10 mg/kg i. v., ab 2. Tag 10 mg/kg/Tag i. v. in 1 ED, bei Endokarditis 20 (–30) mg/kg/Tag i. v. in 1 ED. Die Spitzenspiegel sollten bei Endokarditis > 30 mg/l (möglichst < 60 mg/l) und die Muldenspiegel > 15 (–20) mg/l sein.
Erwachsene:	1 × 400–800 mg/Tag (bis 30 mg/kg/Tag) i. v., i. m.

Telithromycin Ketek®
(voraussichtlicher Warenname)

Erster Vertreter der Ketolide, einer neuen Substanzgruppe, die chemisch eine Weiterentwicklung der Makrolide darstellt. Besonders geeignet zur Behandlung von Infektionen durch grampositive Bakterien und von Atemwegsinfektionen. Die Interaktionen scheinen geringer zu sein als bei den Makroliden.

Wirkungsspektrum: S. aureus (außer konstitutive Erythromycin-resistente Staphylokokken), Streptokokken einschließlich Penicillin- und Erythromycin-resistenter Pneumokokken und Makrolid-resistenter Streptokokken der Gruppe A, Enterokokken, B. pertussis, H. influezae (mäßige Wirksamkeit), M. catarrhalis, Neisserien, Mykoplasmen, Chlamydien, Legionellen, grampositive und gramnegative Anaerobier (Peptostreptokokken, Clostridien etc.)

Keine oder nur schwache Wirkung: Staphylokokken mit konstitutiver Erythromycin-Resitenz und die meisten Stämme mit Methicillin-Resistenz, Enterobacteriaceae, Pseudomonas.

Pharmakokinetische Eigenschaften: Säurestabil, daher Gabe per os möglich. Keine wesentliche Reduktion der Bioverfügbarkeit durch Nahrungsaufnahme. Gute Penetration in Bronchien, Lunge und entzündete Gewebe. Hohe Konzentration in den Leukozyten. Die Ausscheidung erfolgt zu etwa 75 % mit den Fäzes und gering über die Nieren. HWZ: biphasisch, 1,9 und 11,5 Stunden.

Dosierung:

Kinder:	Nicht zugelassen.
Jugendliche, Erwachsene:	1 × 800 mg/Tag p. o. Zulassung ist 2001 zu erwarten (vermutlich auch für Kinder).

Terbinafin — Lamisil®

Terbinafin ist ein neues, systemisch anwendbares Antimykotikum zur Behandlung von Dermatomykosen (außer Erkrankungen durch Hefen), die durch eine äußere Therapie nicht erfolgreich behandelbar sind. Terbinafin hat einen hohen fungiziden Effekt. Sein Wirkungsmechanismus unterscheidet sich von dem der Azolantimykotika. Nebenwirkungen: Geschmacksverlust, (vereinzelt schwere) Hepatitis, Lyell-Syndrom. Interaktionen sind mit Rifampicin und Cimetidin beschrieben.

Wirkungsspektrum: Dermatophyten (Trichophyton, Epidermophyton, Microsporum) und viele Aspergillus-Arten.

Keine oder nur schwache Wirkung: C. albicans, C. glabrata, C. tropicalis; einzelne Stämme von C. parapsilosis und Cryptococcus neoformans können sensibel sein.

Pharmakokinetische Eigenschaften: Orale Bioverfügbarkeit 70–80 %, keine wesentliche Reduktion durch gleichzeitige Nahrungsaufnahme. Terbinafin wird verstoffwechselt und zu 80 % renal ausgeschieden. HWZ 90–100 Stunden

Dosierung:

Kinder:	Nicht zugelassen.
Jugendliche, Erwachsene:	1 × 250 mg/Tag p. o. über 4–6 Wochen (z. B. bei Tinea pedis).

Eine Dosisanpassung ist bei eingeschränkter Nierenfunktion und bei schwerer Leberstörung erfoderlich.

Tetracyclin — Achromycin®, Supramycin®, Tefilin® u. a.

Von den Tetracyclinen sind die folgenden Derivate zu beachten: Tetracyclin-hydrochlorid, Oxytetracyclin (Oxytetracyclin Jenapharm®), Doxycyclin (S. 39) und Minocyclin (S. 56). Die Tetracycline sollten wegen der Nebenwirkungen möglichst nicht Kindern unter 9 Jahre verordnet werden. Die Tetracycline sind jedoch weiterhin auch im Kindesalter für die Behandlung von intrazellulären und einigen selteneren Infektionskrankheiten zu empfehlen. Wegen der besseren Bioverfügbarkeit und Verträglichkeit ist im Kindesalter Doxycyclin zu bevorzugen.

Wirkungsspektrum: Wie Doxycyclin.

Keine oder nur schwache Wirkung: Wie Doxycyclin. Zwischen den Tetracyclinen besteht eine weitgehende Kreuzresistenz.

Pharmakokinetische Eigenschaften: Orale Bioverfügbarkeit 60 %, Reduktion durch gleichzeitige Nahrungsaufnahme (besonders Milch und Milchprodukte, Aluminiumhydroxid, Natrium-, Kalzium-, Magnesium-, Eisensalze). Ausscheidung renal und biliär. Dialysierbar (mit Hämodialyse). HWZ von Tetracyclin und Oxytetracyclin 9 Stunden.

Dosierung:
Kinder: 20–30 mg/kg/Tag p. o. in 2 ED.
Jugendliche, Erwachsene: 2 × 0,5–1 g/Tag p. o., 10 (–20) mg/kg/Tag i. v. in 1–3 ED.

Tetroxoprim/Sulfadiazin — Sterinor®

Tetroxoprim ist chemisch dem Trimethoprim ähnlich, bietet aber keine Vorteile. Es ist im Kindesalter nur für die Behandlung einer afebrilen symptomatischen Harnwegsinfektion (Zystitis) geeignet.

Wirkungsspektrum: Ähnlich Trimethoprim-Kombinationen, aber sowohl Tetroxoprim wie auch Tetroxoprim/Sulfadiazin wirken in vitro schwächer als Trimethoprim bzw. dessen Kombinationen.

Pharmakokinetische Eigenschaften: Ausscheidung renal und mit den Fäzes. Hohe Harnkonzentration. HWZ von Tetroxoprim 6 Stunden.

Dosierung:
Kinder: 10 mg Tetr./kg/Tag p. o. in 2 ED.
Jugendliche, Erwachsene: 2 × 1 Tbl. (100 mg Tetr. + 250 mg Sulfadiazin) p. o.

Tobramycin   Gernebcin®, Brulamycin®

Tobramycin ist ein dem Gentamicin ähnliches Aminoglykosid mit etwas größerer In-vitro- Aktivität gegen P. aeruginosa. Es ist für die Kombinationstherapie schwerer Infektionskrankheiten geeignet. Über synergistische Wirkung siehe S. 47. Die tägliche Einmalgabe ist auch im Kindesalter möglich. Geringe therapeutische Breite.

Wirkungsspektrum: Wie Gentamicin, jedoch stärkere Aktivität gegen P. aeruginosa.

Keine oder nur schwache Wirkung: Wie Gentamicin. Zu beachten sind die unterschiedlichen lokalen Resistenzhäufigkeiten.

Pharmakokinetische Eigenschaften: Keine nennenswerte Resorption nach oraler oder lokaler Gabe. Renale Ausscheidung. Dialysierbar. HWZ 1,5–2 Stunden.

Dosierung:

Neugeborene 1. LW:	5 mg/kg/Tag i. v. in 2 ED.
Säuglinge 2. LW–12. LM:	5–7,5 mg/kg/Tag i. v. in 1–3 ED.
Kinder > **1. LJ:**	5 mg/kg/Tag i. v. in 1–3 ED.
Jugendliche, Erwachsene:	3–5 mg/kg/Tag i. v., i. m. in 1–3 ED.

Bei Nierenfunktionsstörung ist eine Dosisanpassung notwendig, außerdem wird ein Drug monitoring empfohlen (siehe Kapitel 8). Bei der Einmaldosierung sind die Talspiegel zu bestimmen.
Tobramycin sollte nicht mit Betalaktamantibiotika und anderen Medikamenten gemischt und gemeinsam infundiert werden. Bei Mukoviszidose kann die Dosis auf 10 mg/kg/Tag erhöht werden.

Trifluridin   TFT®-Thilo, Triflumann®

Älteres, toxisches Virustatikum, nur lokal anwendbar (herpetisches Hornhautgeschwür).

Wirkungsspektrum: Herpes simplex-Viren, Varicella-Zoster-Virus.

Trimethoprim   Infectotrimet®, TMP-Ratiopharm®

Trimethoprim gehört zu den Diaminopyrimidinen, wie Tetroxoprim (und Pyrimethamin). Es ist ein Folsäureantagonist und wirkt bakteriostatisch. Trimethoprim ist als Monosubstanz für die Behandlung einer afebrilen symptomatischen Harnwegsinfektion (Zystitis) und zur Infektionsprophylaxe einer Harnwegsinfektion geeignet. Durch den fehlenden Sulfonamidanteil sind die

Nebenwirkungen geringer, beachte jedoch mögliche Interaktionen (Barbiturate, Aminosalizylsäure etc.).

Wirkungsspektrum: Fast alle Kokken (außer S. pyogenes), Enterobacteriaceae einschließlich Salmonellen und Shigellen, H. influenzae, M. catarrhalis, B. pertussis, V. cholerae, Brucellen, Nocardia. Beachte die unterschiedlichen lokalen Resistenzhäufigkeiten.

Keine oder nur schwache Wirkung: P. aeruginosa, Mykoplasmen, Chlamydien, Legionellen, Clostridien, Bacteroides, Rickettsien, Treponema pallidum, Leptospiren.

Pharmakokinetische Eigenschaften: Orale Bioverfügbarkeit > 90 %, keine wesentliche Reduktion nach Nahrungsaufnahme. Renale Ausscheidung, hohe Harnkonzentration. HWZ 12 Stunden.

Dosierung:

Kinder: > 6. LW:	5–6 mg/kg/Tag p. o. in 2 ED (Therapie); 1(–2) mg/kg/Tag p. o. in 1 ED (Prophylaxe).
Jugendliche, Erwachsene:	2 × 100–200 mg/Tag p. o.

Trimethoprim/Sulfamethoxazol (Co-trimoxazol)
Bactrim®, Berlocid®, Cotrim®, Eusaprim®, Jenamoxazol®, Kepinol® u. a.
Trimethoprim/Sulfamerazin Berlocombin®
Trimethoprim/Sulfadiazin Triglobe®

Die Kombination von Trimethoprim und Sulfamethoxazol wirkt synergistisch (doppelte Hemmung der bakteriellen Folsäuresynthese). Co-trimoxazol hat dadurch ein breites Wirkungsspektrum, allerdings mit nur mäßiger Aktivität und zunehmender Resistenzhäufigkeit. Die Verträglichkeit ist mäßig, einzelne seltene Nebenwirkungen können lebensbedrohlich sein. Co-trimoxazol ist im Kindesalter nur noch zur Behandlung von Harnwegsinfektionen und Pneumocystis carinii-Pneumonie und als Alternative in der Therapie einiger Infektionskrankheiten (Shigellose, Typhus, Keuchhusten etc.) zu empfehlen. Die anderen Trimethoprim-Kombinationen sind ohne nennenswerte Vorteile gegenüber Co-trimoxazol.

Wirkungsspektrum: Die meisten aeroben Erreger, Burkholderia cepacia, Stenotrophomonas maltophilia, Nocardia, C. trachomatis, Pneumocystis carinii.

Keine oder nur schwache Wirkung: Der Anteil der resistenten Stämme hat im letzten Jahrzehnt deutlich zugenommen. Beachte die unterschiedliche lokale Resistenzhäufigkeit, z. B. gegen Enterobacteriaceae, S. aureus, Pneumokokken und Enterokokken. Resistent sind Pseudomonas, Bacteroides, Clostridien, Mykoplasmen, Treponemen, Rickettsien.

Pharmakokinetische Eigenschaften: Die pharmakokinetischen Eigenschaften beider Substanzen sind sehr ähnlich. Orale Bioverfügbarkeit 90 %. Renale Ausscheidung. Hohe Harnkonzentration. Dialysierbar. HWZ 12 Stunden (Trimethoprim), 10 Stunden (Sulfamethoxazol).

Dosierung:

Kinder > 6. LW:	6 mg Trim./kg/Tag p. o. in 2 ED, bei Prophylaxe 1–2 mg/kg/Tag p. o. in 1 ED. Bei Pneumocystis-Pneumonie 5–20 mg Trim./kg/Tag, 1-Stunden-Infusion, in 2–3 ED.
Jugendliche, Erwachsene:	2 × 160 mg Trim./Tag p. o.

Valaciclovir Valtrex®

Virustatikum. Valaciclovir ist ein Ester von Aciclovir. Nach der Resorption wird Valaciclovir in den Darmzellen und in der Leber in Aciclovir und L-Valin überführt. Virustatisch wirksam ist nur Aciclovir.

Wirkungsspektrum: Wie Aciclovir.

Pharmakokinetische Eigenschaften: Bioverfügbarkeit 54 %. Der nichtresorbierte Anteil wird als Aciclovir ausgeschieden. Die relative Bioverfügbarkeit von Aciclovir aus Valaciclovir ist gegenüber Aciclovir per os 3- bis 5fach höher, so daß Plasmaspiegel erzielt werden können, die etwa einer Therapie mit 3 × 5 mg Aciclovir/kg/Tag i. v. entsprechen. Renale Ausscheidung. HWZ 2,5 Stunden.

Dosierung:

Kinder:	Nicht zugelassen.
Jugendliche, Erwachsene:	3 × 1 g/Tag p. o. (Herpes zoster). Dosisanpassung nur bei sehr starker Niereninsuffizienz (2 × 1 g/Tag). Rezidivierender Herpes genitalis: 2 × 500 mg/Tag p. o. (Therapie), 1 × 500 mg/Tag p. o. (Prophylaxe).

Vancomycin Vancomycin Lilly®

Glykopeptid-Antibiotikum. Geeignet als Antibiotikum der Reserve zur Behandlung von Staphylokokken- und Enterokokken-Infektionen. Mittel der Wahl zur Therapie (per os) von C. difficile-Infektionen. Bei Kumulation oto- und nephrotoxische Nebenwirkungen. Vgl. Teicoplanin.

Wirkungsspektrum: Staphylokokken einschließlich Methicillin-resistenter Stämme, Streptokokken, Enterokokken, C. difficile, Korynebakterien (auch C. jeikeium), grampositive Anaerobier, Listerien.

Keine oder nur schwache Wirkung: Vereinzelt E. faecium, gramnegative Bakterien, Bacteroides.

Pharmakokinetische Eigenschaften: Praktisch keine Resorption nach Gabe per os. Ausscheidung vorwiegend renal (gering biliär). Mit der Peritonealdialyse teilweise dialysierbar. Bei zu rascher Infusion „Red-man"-Syndrom (keine Allergie). HWZ 6 Stunden.

Dosierung:

Kinder 1. LW:	20–30 mg/kg/Tag als 1-Stunden-Infusion in 2–3 ED.
Kinder 2.–4. LW:	30 mg/kg/Tag als 1-Stunden-Infusion in 2–3 ED.
Kinder > 4. LW:	40 mg/kg/Tag als 1-Stunden-Infusion in 2–3 ED, bei Meningitis 60 mg/kg/Tag; bei pseudomembranöser Kolitis und zur selektiven Darmdekontamination 30–50 mg/kg/Tag p. o. (!).
Jugendliche, Erwachsene:	2 g/Tag (bei Meningitis 3 g/Tag) als 1-Stunden-Infusion in 2–3 ED; bei pseudomembranöser Kolitis 0,5–2 g/Tag p. o. in 4 ED.

Bei Niereninsuffizienz muß die Dosis unbedingt angepaßt werden. Bei Verdacht auf eine Nierenfunktionsstörung und bei einer Kombination von Vancomycin mit Aminoglykosiden und anderen nephro- und ototoxischen Medikamenten sowie bei einer längeren Therapiedauer sollte ein Drug monitoring vorgenommen werden: Spitzenspiegel 15–40 mg/l, Muldenspiegel < 5 (–10) mg/l.

Vidarabin   **Vidarabin 3 % Thilo Salbe®**

Erstes für die systemische Anwendung brauchbares Virustatikum. Wegen der Nebenwirkungen wird es heute nur noch lokal eingesetzt und in einigen Ländern als Alternative zur systemischen Behandlung des Herpes neonatorum.

Wirkungsspektrum: Herpes simplex-Viren, Varicella-Zoster-Virus.

Keine oder nur schwache Wirkung: Epstein Barr-Virus, Zytomegalievirus.

Pharmakokinetische Eigenschaften: Renale Ausscheidung. HWZ 4 Stunden.

Dosierung:
Neugeborene: 15–30 mg/kg/Tag, 1-Stunden-Infusion, in 2 ED.

Lokal: Salbe.

Zalcitabin (DDC) Hivid®

Virustatikum (Nukleosid-Analogon), das die reverse Transkriptase hemmt. Zalcitabin muß, um wirksam werden zu können, durch körpereigene Enzyme in Didesoxycytidin (DDC)-Triphosphat umgewandelt werden. Nebenwirkungen: u. a. periphere Neuropathie, Haut- und Schleimhautveränderungen. Beachte Interaktionen.

Wirkungsspektrum: HIV.

Pharmakokinetische Eigenschaften: Orale Bioverfügbarkleit 80 % (erhebliche interindividuelle Variabilität), Reduktion nach gleichzeitiger Nahrungsaufnahme. Liquorspiegel liegen bei 10–35 % der Serumspiegel. Renale Ausscheidung. HWZ 2 Stunden.

Dosierung:
Kinder: 3 × 0,01 mg/kg/Tag p. o., nicht zugelassen.
Jugendliche, Erwachsene: 3 × 0,75 mg/Tag p. o.

Zanamivir Relenza®

Virustatikum. Erster Vertreter der Klasse der Neuraminidase-Hemmer. Die Neuraminidase ist ein essentielles Enzym für die Replikation von Influenza-Viren. Sie wird selektiv durch Zanamivir gehemmt (nicht dagegen die humanen und bakteriellen Neuraminidasen). Nach Inhalation wirkt das Medikament nicht systemisch, sondern überwiegend durch die lokal an den Schleimhäuten erzielten Konzentrationen. Zanamivir ist nur wirksam, wenn mit der Behandlung innerhalb von 48 Stunden nach Ausbruch der Influenza begonnen wird. Die Verträglichkeit ist gut.
Als nächster Vertreter dieser Klasse wird Oseltamivir (Tamiflu®) zugelassen werden, auch für Kinder (1–12 Jahre: 2 mg/kg/Tag per os als Suspension in 2 ED über 5 Tage). Dosis für Erwachsene: 2 × 75 mg/Tag p. o.

Wirkungsspektrum: Influenza-Viren A und B.

Keine oder nur schwache Wirkung: Parainfluenza-, Rhino-, Corona-Viren und andere Viren, die einen „grippalen Infekt" verursachen.

Pharmakokinetische Eigenschaften: Orale Bioverfügbarkeit nur 1–5 %. Nach Inhalation beträgt die Resorption 10–20 %. Drei Viertel der Dosis wird im Oropharynx deponiert, 10–20 % werden in der Lunge abgelagert. Zanamivir wird nicht metabolisiert und unverändert über die Nieren ausgeschieden. HWZ 1,6–3,4 Stunden.

Dosierung:

Kinder:	Nicht zugelassen.
Erwachsene:	2 × 2 Inhalationen á 5 mg/Tag über 5 Tage. Bei eingeschränkter Nierenfunktion ist eine Dosisanpassung nicht erforderlich.
Prophylaxe:	1 × 10 mg/Tag über 4 Wochen.

Zidovudin (AZT) Retrovir®

Virustatikum (Nukleosid-Analogon), das die reverse Transkriptase hemmt. Azidothymidin (AZT) muß, um wirksam werden zu können, von körpereigenen zellulären Kinasen in AZT-Triphophat umgewandelt werden. Die aktivierte Verbindung hat zur reversen Transkriptase von HIV eine etwa 100mal höhere Affintät als zu körpereigenen zellulären Polymerasen. AZT war das erste Standardvirustatikum zur Behandlung einer (fortgeschrittenen) HIV-Infektion. Geringe therapeutische Breite: dosisabhängige Knochenmarkdepression. Beachte zahlreiche Interaktionen (u. a. mit Paracetamol, Acetylsalicylsäure, Codein, Co-trimoxazol, Pentamidin, Pyrimethamin). Von Zidovudin gibt es ein Kombinationspräparat mit Lamivudin (Combivir®).

Wirkungsspektrum: HIV, in Zellkulturen auch Epstein Barr-Virus und Hepatitis B-Virus.

Pharmakokinetische Eigenschaften: Orale Bioverfügbarkeit 60–70 %. Eine Gabe zusammen mit Nahrungsmitteln wird nicht empfohlen. Gute Liquorgängigkeit (50 % der Plasmaspiegel). Überwiegend renale Ausscheidung. Dialysierbar (mit Hämodialyse). HWZ 1 Stunde, bei Kindern 1,5 Stunden.

Dosierung:

Kinder:	10–12 mg/kg/Tag in 2–3 ED p. o. (i. v.). Zur Vermeidung der vertikalen Transmission 4 × 2 mg/kg/Tag i. v. (beginnend sofort postnatal, bis zur 6. LW).
Jugendliche, Erwachsene:	6 × 200 mg/Tag p. o. oder 4 × 250 mg/Tag p. o.

Erreger	Mittel der Wahl	Alternative
Acinetobacter	Ceftazidim (+ Sulbactam oder Aminoglykosid), Carbapeneme	Ampicillin/Sulbactam, Piperacillin/Tazobactam
Actinomyces	Penicillin-Betalaktamase-Hemmer	Clindamycin, Tetracycline[1]
Aeromonas	Co-trimoxazol	Cephalosporine Gruppe 3, Carbapeneme, Aminoglykoside
Ancylostoma duodenale	Pyrantel	Mebendazol

Aminoglykoside: In der Regel sollte Gentamicin angewendet werden. Bei Gentamicin-Resistenz ist Amikacin indiziert.

Makrolide: Erythromycin (bevorzugt als Estolat), Azithromycin, Clarithromycin, Roxithromycin

Parenterale Cephalosporine Gruppe 3: Cefotaxim, Ceftazidim, eingeschränkt Ceftriaxon; im übrigen siehe Kapitel 2.

[1] Nicht zu empfehlen für Kinder unter 9 Jahren. Von den verschiedenen Tetracyclinen sollte wegen der besseren Bioverfügbarkeit und Verträglichkeit dem Doxycyclin im Kindesalter der Vorzug gegeben werden.

[2] Neben der bekannten Zubereitung gibt es liposomales Amphotericin B sowie einen Lipid- und Kolloidkomplex.

[3] Die Anwendung der Chinolone (Ciprofloxacin, Ofloxacin) bei Kindern und Jugendlichen ist wegen der tierexperimentell nachgewiesenen irreversiblen Knorpelschäden nur unter strenger Indikationsstellung möglich, z. B. bei Infektionskrankheiten durch Pseudomonas aeruginosa oder multiresistente Enterobacteriaceae (tiefe Atemwegsinfektionen bei zystischer Fibrose, obere Harnwegsinfektion, Osteomyelitis u. a.). Eltern (und Patient) sind wie unter Studienbedingungen aufzuklären. Von den Chinolonen ist gegenwärtig nur Ciprofloxacin für Kinder ab 5 Jahren mit Mukoviszidose und Pseudomonas-Infektion zugelassen.

[4] bei Harnwegsinfektion.

[5] unwirksam gegen E. faecalis.

[6] Auftreten von deprimierten Mutanten (konstitutiven Hyperproduzenten) mit Produktion von chromosomalen Betalaktamasen (vor allem Enterobacter cloacae) und von Betalaktamasen mit erweitertem Spektrum (können auch Cephalosporine der Gruppe 3 und Carbapeneme zerstören): Citrobacter, Enterobacter, Klebsiella, Proteus, Providentia.

[7] Propionibakterien gehören zur Normalflora der Haut und sind nicht selten Kontaminanten in Blutkulturflaschen.

Erreger	Mittel der Wahl	Alternative
Ascaris lumbricoides	Pyrantel	Mebendazol, (Albendazol)
Aspergillus	Amphotericin B[2] (+ Flucytosin)	Itraconazol
Bacillus anthracis	Penicillin G	Doxycyclin[1], Makrolide, Ciprofloxacin[3]
Bacillus cereus	kein Antibiotikum	Clindamycin, Carbapeneme, Vancomycin
Bacteroides fragilis	Metronidazol, Carbapeneme	Betalaktamase-Hemmer-Kombinationen, Clindamycin
Balantidium coli	Metronidazol	Doxycyclin[1]
Bartonella henselae	Erythromycin (+ Rifampicin)	Doxycyclin (+ Rifampicin)
Bordetella pertussis	Makrolide	Co-trimoxazol
Borrelia burgdorferi	Amoxicillin, Cefuroxim-axetil, Doxycyclin[1], Makrolide	Ceftriaxon, Cefotaxim
Borrelia recurrentis	Tetracycline[1]	Chloramphenicol
Brucella	Co-trimoxazol oder Doxycyclin[1] + Rifampicin	Co-trimoxazol oder Doxycyclin[1] + Rifampicin + Gentamicin
Burkholderia cepacia	Ceftazidim, Carbapeneme	Co-trimoxazol, Ciprofloxacin[3], Piperacillin-Tazobactam
B. mallei, pseudomallei	Co-trimoxazol, Ceftazidim (+ Sulbactam oder Co-trimoxazol)	Aminopenicillin-Betalaktamase-Hemmer, Doxycyclin[1]
Campylobacter fetus, jejuni	Erythromycin (+ Gentamicin)	Carbapeneme, Chloramphenicol
Candida albicans, parapsilosis, tropicalis, lusitaniae	Fluconazol; topisch Nystatin, Clotrimazol, Miconazol u. a.	Amphotericin B[2] (+ Flucytosin)
Candida glabrata, krusei	Amphotericin B[2] + Flucytosin	nach Testung

Erreger	Mittel der Wahl	Alternative
Chlamydia pneumoniae, psittaci, trachomatis	Makrolide	Tetracycline[1]
Citrobacter diversus, freundii[6]	Parent. Cephalosporine Gruppe 3 + Aminoglykosid, Co-trimoxazol[4]	Carbapeneme, Ciprofloxacin[3]
Clostridium perfringens, tetani	Penicillin G	Cephalosporine Gruppe 3, Clindamycin
Clostridium difficile	Metronidazol p. o.	Vancomycin oder Teicoplanin p. o.
Corynebacterium diphtheriae	Penicillin G/V + Antitoxin	Erythromycin + Antitoxin
Corynebacterium jeikeium	Vancomycin oder Teicoplanin	Quinupristin/Dalfopristin
Coxiella burnetii	Doxycyclin	Rifampicin + Co-trimoxazol oder Doxycyclin[1]
Cryptococcus neoformans	Amphotericin B[2] + Flucytosin	Fluconazol
Dermatophyten (Microsporum, Trichophyton, Epidermophyton)	Topisch Clotrimazol u. a., Ciclopirox, Amorolfin; systemisch Fluconazol	Itraconazol, Ketoconazol, Griseofulvin, Terbinafin
Eikenella corrodens	Aminopenicillin-Betalaktamase-Hemmer	Cephalosporine Gruppe 2/3
Entamoeba histolytica	Metronidazol, Diloxanidfuroat	Erythromycin, Paromomycin
Enterobacter[6]	Parent. Cephalosporine Gruppe 3 + Aminoglykosid, Co-trimoxazol[4]	Carbapeneme, Ciprofloxacin[3]
Enterobius vermicularis	Pyrantel	Pyrvinium, Mebendazol
Enterococcus faecalis, faecium	Ampicillin oder Mezlocillin + Gentamicin, Nitrofurantoin[4]	Carbapeneme, Teicoplanin, Vancomycin, Quinupristin/Dalfopristin[5], Linezolid
Erysipelothrix rhusiopathiae	Penicilline	Cephalosporine

Erreger	Mittel der Wahl	Alternative
Escherichia coli	Aminopenicilline ± Beta-laktamase-Hemmer, Mezlocillin (+ Sulbactam), Co-trimoxazol[4], Trimetho-prim[4], Nitrofurantoin[4]	Cephalosporine Gruppe 2 und 3, Carbapeneme, Aminoglykoside
Flavobacterium meningosepticum	Co-trimoxazol	Vancomycin, Rifampicin
Francisella tularensis	Gentamicin oder Streptomycin	Doxycyclin[1], Chloramphenicol
Fusobacterium	Penicillin G	Metronidazol, Clindamycin, Carbapenem
Gardnerella vaginalis	Metronidazol	Amoxicillin, Clindamycin
Giardia intestinalis	Metronidazol (+ Furazolidon)	Tinidazol
Haemophilus influenzae	Aminopenicilline (+ Beta-laktamase-Hemmer), Azithromycin	orale und parenterale Cephalosporine Gruppe 2/3
Helicobacter pylori	Amoxicillin + Clarithro-mycin + Omeprazol	Azithromycin, Metronida-zol; Pantoprazol, Lanso-prazol
Klebsiella pneu-moniae, oxytoca[6]	Parent.Cephalosporine Gruppe 3 + Aminoglyko-sid, Co-trimoxazol[4], Trime-thoprim[4], Nitrofurantoin[4]	Carbapeneme, Mezlocillin + Sulbactam
Legionella	Azithromycin (+ Rifampicin)	anderes Makrolid, Cipro-floxacin[3] oder Levofloxacin[3]
Leptospira	Penicillin G	Tetracycline[1], Erythromycin
Listeria monocytogenes	Amoxicillin + Aminoglykosid	Co-trimoxazol
Moraxella catarrhalis	Aminopenicllin + Beta-laktamase-Hemmer, Oralcephalosporine Gruppe 2/3	Makrolide, Co-trimoxazol, parenterale Cephalosporine Gruppe 2/3
Morganella	Parent. Cephalosporine Gruppe 3 + Aminoglykosid	Carbapeneme, Ciprofloxacin[3]
Mucor	Amphotericin B[2]	–

Erreger	Mittel der Wahl	Alternative
Mycobacterium tuberculosis	Isoniazid + Rifampicin + Pyrazinamid	Isoniazid + Rifampicin + Pyrazinamid + Streptomycin oder Ethambutol
Mycobacterium avium, intracellulare, kansasii etc.	Clari- oder Azithromycin + Rifampicin oder Rifabutin + Ethambutol	Prothionamid für Rifampicin
Mycobacterium chelonae, abscessus, fortuitum	nach Sensibiltätstestung	–
Mycobacterium ulcerans	keine (Extirpation)	–
Mycobacterium leprae	Dapson + Rifampicin (+ Clofazimin)	Ofloxacin, Minocyclin[1], Clarithromycin
Mycoplasma hominis	Doxycyclin[2]	Clindamycin
Mycoplasma pneumoniae	Makrolide	Doxycyclin[1]
Necator americanus	Pyrantel	Mebendazol
Neisseria gonorrhoeae	Ceftriaxon, Cefotaxim	Cefixim, Doxycyclin[1], Azithromycin
Neisseria meningitidis	Penicillin G	Cefotaxim, Ceftriaxon
Nocardia	Imipenem + Amikacin	Aminopenicillin-Betalaktamase-Hemmer + Amikacin, Minocyclin[1]
Pasteurella multocida	Penicillin G	Cephalosporine Gruppe 2/3, Aminopenicillin-Betalaktamase-Hemmer, Doxycylin[2]
Peptokokken, Peptostreptokokken	Penicillin G	Makrolide, Clindamycin, Doxycyclin[2]
Pneumocystis carinii	Trimethoprim-Sulfonamid	Pentamidin, Dapson, Atovaquon
Prevotella	Clindamycin, Aminopenicillin-Betalaktamase-Hemmer	Metronidazol, Carbapeneme

Erreger	Mittel der Wahl	Alternative
Propionibakterien[7]	Penicillin G, Aminopenicilline	Clindamycin, Tetracycline[1]
Propionibacterium acnes	Tetracycline[1], topisch Tetracyclin, Clindamycin, Erythromycin	Erythromycin
Proteus mirabilis	Parent. Cephalosporine Gruppe 3 + Aminoglykosid, Co-trimoxazol[4], Trimethoprim[4]	Carbapeneme, Mezlocillin + Sulbactam
Proteus vulgaris (Indol positive)[6]	Parent. Cephalosporine Gruppe 3 + Aminoglykosid, Co-trimoxazol[4]	Carbapeneme, Ciprofloxacin[3]
Providentia[6]	Parent. Cephalosporine Gruppe 3 + Aminoglykosid	Carbapeneme, Ciprofloxacin[3]
Pseudomonas aeruginosa	Ceftazidim (+ Tobramycin), Carbapeneme (+ Tobramycin), topisch Polymyxin	Piperacillin Tazobactam, Ciprofloxacin[3], Cefsulodin, Amikacin
Rickettsia	Tetracycline[1]	Chloramphenicol
Salmonella typhi, paratyphi	Amiopenicillin, Co-trimoxazol	Cefotaxim, Ceftriaxon, Ciprofloxacin[3]
Salmonellen, Enteritis-	keine	Aminopenicilline, Co-trimoxazol, Cefotaxim, Ceftriaxon
Serratia marcescens[6]	Parent. Cephalosporine Gruppe 3 + Aminoglykosid	Carbapeneme, Ciprofloxacin[3]
Shigella	Co-trimoxazol, Aminopenicilline	Ciprofloxacin[3]
Spirillum minus	Penicillin G	Tetracycline[1], Gentamicin
Staphylokokken, Methicillinsensibel	Flucloxacillin, Oxacillin i.v., Cephalosporine Gruppe 2 (i.v., p.o.)	Aminopenicillin-Betalaktamase-Hemmer, Clindamycin
Staphylokokken, Methicillinresistent	Vancomycin, Teicoplanin	Quinupristin/Dalfopristin, Linezolid, Rifampicin, Fosfomycin, Fusidinsäure
Stenotrophomonas maltophilia	Ceftazidim, Co-trimoxazol; topisch Polymyxin	Ticarcillin-Clavulansäure, Doxycyclin[1], Ciprofloxacin[3]

Erreger	Mittel der Wahl	Alternative
Streptococcus agalactiae (Gruppe B)	Penicillin G oder Ampicillin + Gentamicin	Cephalosporine (außer Ceftibuten)
Streptococcus pneumoniae (Pneumokokken)	Penicillin G, V, bei intermediären Stämmen in hoher Dosierung oder Cefuroximaxetil, Cefpodoxim	Cefotaxim, Ceftriaxon, Vancomycin, Quinupristin/ Dalfopristin, Linezolid, Ketek, Levofloxacin[3]
Streptococcus pyogenes (Gruppe A)	Penicillin V, G	Cephalosporine
Streptococcus viridans	Penicillin G (+ Gentamicin)	Cephalosporine, Glykopeptide
Strongyloides stercoralis	Tiabendazol	Albendazol, Mebendazol
Taenia saginata, solium	Niclosamid	Praziquantel, Albendazol, Mebendazol
Toxocara canis, catis	Albendazol	Diäthylcarbamazin
Toxoplasma gondii	Pyrimethamin + Sulfadiazin	Pyrimethamin + Clindamycin, Clari- oder Azithromycin, Spiramycin
Treponema pallidum	Penicillin G	Doxycyclin[1], Makrolide
Trichuris trichiura	Mebendazol	Albendazol
Trichomonas vaginalis	Metronidazol	Tinidazol, topisch Clotrimazol oder Paromomycin
Ureaplasma urealyticum	Makrolide	Tetracyclin[1], Chloramphenicol
Vibrio cholerae	Doxycyclin[1]	Co-trimoxazol, Ciprofloxacin[3]
Viren		
– Hepatitis B-Virus	keines	Interferon, Lamivudin
– Hepatitis C-Virus	keines	Interferon, Ribavirin
– Herpes simplex-Virus, Typ 1 und 2	Aciclovir, topisch Aciclovir, Foscarnet, Trifluridin	Brivudin (nur HSV-1), Foscarnet

Erreger	Mittel der Wahl	Alternative
– HIV	Nukleosid-Analoga + nichtnukleosidische Inhibitoren + Proteaseinhibitoren	idem
– Influenza-Virus A und B	Zanamivir	Oseltamivir, Amantadin/Rimantadin
– Respiratory syncytial-Virus	keines	Ribavirin
– Varicella-Zoster-Virus	Aciclovir, Brivudin	Famciclovir, Valaciclovir
– Zytomegalie-Virus	Ganciclovir	Foscarnet
Yersinia enterocolitica	Co-trimoxazol	Parent. Cephalosporine Gruppe 3 + Gentamicin, Ciprofloxacin[3]
Yersinia pestis	Streptomycin oder Gentamicin	Doxycyclin[1], Chloramphenicol
Y. pseudotuberculosis	Cephalosporine Gruppe 3 (+ Gentamicin)	Doxycyclin[1], Co-trimoxazol, Ciprofloxacin[3]

Abszesse

Häufigste Erreger: Staphylokokken (gelblicher, rahmiger Eiter), β-hämoly-sierende Streptokokken (dünnflüssiges serumähnliches Exsudat, schnelle Ausbreitung in die Gewebe), Anaerobier (bräunlicher, übelriechender Eiter). Andere Erreger (Actinomyces etc.) sind seltener, aber möglich.

Mittel der Wahl: Chirurgische Maßnahmen zur Beseitigung des Eiters wie Inzision, Drainage etc. Antibiotika sind nur selten indiziert, z. B. um die Ausbreitung der Entzündung einzudämmen und bei kleineren oder chirurgisch schwer erreichbaren Abszessen.

Alternative: Flucloxacillin, Cephalosporine Gruppe 2, Aminopenicillin-Beta-laktamase-Hemmer, Clindamycin, Metronidazol.

Bemerkungen: Möglichst immer Grampräparat anfordern und Kultur anle-gen. Denn nur, wenn der Erreger bereits bekannt ist, kann im Falle einer Komplikation oder einer Ausbreitung der Infektion schnell eine gezielte The-rapie eingeleitet werden.

Acquired Immune Deficiency Syndrome (AIDS)

Häufigste Erreger: Humane Immundefizienz-Viren (Human Immunodefi-ciency Virus = HIV), Typ 1 und Typ 2 (vorwiegend in Westafrika und Indien). Vom HIV-1 sind verschiedene Subtypen bekannt.

Mittel der Wahl: Immer Kombinationstherapie, Nukleosid-Analoga + nicht-nukleosidische Inhibitoren + Proteaseinhibitoren oder 2 Virustatika derglei-chen Gruppe, z. B. 2 Nukleosid-Analoga.

Bemerkungen: Viele Virustatika sind bei Kindern noch nicht erprobt und nicht zugelassen.
Bei Auftreten rezidivierender viraler und bakterieller Infektionen kann die i. v. Gabe von Immunglobulin, 400 mg/kg alle 4 Wochen, versucht werden. Das Risiko einer HIV-Übertragung in der Schwangerschaft kann durch eine Be-handlung mit Zidovudin der Schwangeren und postnatal des Neugeborenen sowie durch Sectio deutlich reduziert werden.
Bei Stich- und Schnittverletzungen mit möglicher HIV-Kontamination sind sofort eine Blutung zu induzieren und die Wunde zu desinfizieren. Der Effekt einer Prophylaxe mit Zidovudin (3 × 200 mg/Tag) plus Lamivudin (2 × 150 mg/Tag) plus Indinavir (3 × 800 mg/Tag) ist nicht bewiesen, aber anzu-

raten. Entscheidet man sich zu diesem Vorgehen, dann ist die Chemoprophylaxe möglichst innerhalb von 60 Minuten nach der Verletzung (!) zu beginnen und über 14 Tage fortzusetzen.

Akne

Häufigste Erreger: Die Pathogenese ist multifaktoriell. Für die Entzündung ist Propionibacterium acnes mitverantwortlich.

Mittel der Wahl: Bei leichter bis mittelschwerer Manifestation lokale Therapie mit Präparationen aus Tetracyclinen (3%ig), Erythromycin (4%ig, evtl. mit Zink) und Clindamycin (1%ig). Die Tetracycline penetrieren in die lipidreichen Schichten der Haut. Sie gelangen leicht in das Sebum der Talgdrüsen.

Alternative: Bei mittelschwerer und schwerer Ausprägung und bei Versagen der lokalen Behandlung systemische Gaben von Tetracyclinen oder Erythromycin plus lokale Behandlung plus Isotretinoin p. o. Dauer der antimikrobiellen Therapie: Bis 6 Monate, danach Pause von 2 Monaten, evtl. neuer Therapiezyklus.

Zusätzliche Therapie:

Tabelle 5.1 Zusätzliche Therapie bei Akne

	extern	intern
antiseborrhoisch	alkoholische Lösungen (+ Antibiotika), Isotretinoin[1]	Isotretinoin[1], orale Kontrazeptiva (bei Frauen)
antikeratotisch	Benzoylperoxid (3-, 5- oder 10 %), Salicylsäure, Tretinoin (0,025–0,1 %), Isotretinoin[1] (0,05 %), Resorcin, Schwefel, UV-Licht	Isotretinoin[1] (0,5–1 mg/kg/Tag) in 1–2 ED, nach 4 Wochen 0,2–0,5 mg/kg/Tag)
antiinflammatorisch	UV-Licht, Azelainsäure (20 %)	Kortikosteroide, Diaminodiphenylsulfon
unspezifisch	Reinigung mit Syndets, Peeling	–

[1] nicht während der Schwangerschaft anwenden.

Bemerkungen: Hautarzt konsultieren. Die Acne neonatorum heilt meist spontan. Die Acne infantum erfordert häufig die o. g. Therapie.

Aktinomykose

Häufigste Erreger: Actinomyces israelii und gerencseriae, seltener A. naeslundii, A. viscosus, A. meyeri, A. odontolyticus (früher Arachnia propionica), Propionibacterium propionicum und Bifidobacterium dentium. Meistens liegt eine Mischinfektion mit Staphylokokken, Streptokokken, Anaerobiern (deshalb zur Diagnostik anaerobes Transportmedium verwenden) und mikroaerophilen (Eikenella corrodens) und kapnophilen Bakterien (Capnocytophaga spp.) vor.

Mittel der Wahl: Penicillin-Betalaktamase-Hemmer in hoher Dosierung für 2–3 Wochen.

Alternative: Tetracycline, Clindamycin, Imipenem.

Angina

Siehe Tonsillopharyngitis

Arthritis, septische

Häufigste Erreger: Staphylococcus aureus, Streptokokken, bei nicht geimpften Kindern auch H. influenzae; bei Neugeborenen B-Streptokokken, S. aureus, E. coli und andere Enterobacteriaceae; bei Kindern mit Immundefizienz oder mit Gelenkimplantaten sowie postoperativ und nach Gelenkpunktionen auch S. epidermidis und P. aeruginosa; bei Jugendlichen an N. gonorrhoeae denken.

Mittel der Wahl:

- **Kinder < 3. LM und abwehrgeschwächte Patienten:** Cefotiam oder Cefuroxim + Gentamicin.
- **Kinder ≥ 3. LM:** Cefotiam oder Cefuroxim, Clindamycin, Flucloxacillin.
- **Penicillinallergie:** Clindamycin, Cefotiam oder Cefuroxim (außer bei anamnestischen Angaben über eine Anaphylaxie).

Wenn ein Erreger isoliert ist, wird nach Antibiogramm umgesetzt. Wiederholte Gelenkpunktionen zur Sekretentleerung sind zu empfehlen. Eine offene Gelenkspülung ist dagegen fast nie notwendig. Über weitere Empfehlungen siehe Kapitel 3, S. 119.

Bemerkungen: Eine septische Arthritis erfordert ein ähnliches Vorgehen wie eine akute Osteomyelitis. Man sollte möglichst immer vor Beginn der antibiotischen Behandlung neben einer Blutkultur eine Gelenkpunktion vornehmen: Nativmaterial gekühlt zur Anfertigung eines Grampräparates plus Gelenkflüssigkeit im Transportmedium oder in einer Blutkulturflasche bei 36 °C (aufbewahren und) einschicken. Differentialdiagnostisch sollte an eine Lyme-Borreliose und an eine reaktive Arthritis gedacht werden.

Aspergillose

Häufigste Erreger: Aspergillus fumigatus, seltener A. flavus, A. niger, A. terreus und A. nidulans.

Mittel der Wahl: Amphotericin B (+ Flucytosin), siehe S. 15, bei Unverträglichkeit liposomales Amphotericin B. Bei lokalisierten Infektionen (Sinusitis, Osteomyelitis, Lungenabszeß) kann eine Exzision notwendig sein. Bei Endokarditis Herzklappe entfernen. Bei Endophthalmitis sollte Amphotericin B zusätzlich intravitreal verabfolgt werden.

Alternative: Itraconazol p. o., zukünftig wohl auch Voriconazol.

Bemerkungen: Aspergillus kommt ubiquitär vor (cave: Krankenhausbauarbeiten). Ein Nachweis von Aspergillus in den Atemwegen und Atemwegssekreten beweist noch keine Infektion, es kann auch eine Kolonisation vorliegen. Die Prognose der systemischen Aspergillus-Infektion ist schlecht, wenn die Therapie nicht früh beginnt und wenn es nicht gelingt, die Immunsuppression zu beseitigen. Eine allergische bronchopulmonale Aspergillose erfordert keine antimykotische Behandlung.

Atemwegsinfektionen, unkomplizierte: Rhinitis, Pharyngitis, Tracheitis, Bronchitis simplex et obstructiva (zu Tonsillopharyngitis, Otitis, Sinusitis, Krupp, Pneumonie siehe unter dem entsprechendem Stichwort).

Häufigste Erreger: Etwa 200 verschiedene Viren (90–95 % aller Atemwegsinfektionen), v. a. Rhinoviren, Respiratory syncytial-, Influenza-, Parainfluenza-, Adeno-, Corona- und (vorwiegend im Sommer) Enteroviren. Von den Bakterien (5–10 % aller Atemwegsinfektionen) sind S. pneumoniae, H. influenzae (meist unbekapselte Stämme), M. catarrhalis, S. pyogenes, S. aureus, Mycoplasma pneumoniae und Chlamydien bedeutungsvoll. Im Säuglingsalter sind Respiratory syncytial-Viren neben Parainfluenza- und Adenoviren die häufigsten Erreger. Im Schulkindesalter dominieren Mycoplasma pneumoniae und Chlamydia pneumoniae sowie saisonal Influenza-Viren. Eine fieberhafte Tonsillopharyngitis kann durch Viren, S. pyogenes und selten einmal auch durch andere Bakterien (N. meningitidis) verursacht werden.

Mittel der Wahl: Symptomatische Behandlung. Antibiotika sind nur selten indiziert. Risikofaktoren, die eine antibiotische Behandlung einmal rechtfertigen können, sind u. a. das 1. Lebenshalbjahr, häufig rezidivierende Atemwegsinfektionen, Rekonvaleszenz, angeborene oder erworbene Immundefizienz und schwere chronische Krankheiten.

Alternative: Aminopenicilline ($\pm$ Betalaktamase-Hemmer), Oralcephalosporine Gruppe 2, Makrolide.

Bemerkungen: Ein Kind erkrankt in den ersten 10 Lebensjahren an durchschnittlich 3–8 unkomplizierten Atemwegsinfektionen pro Jahr. Die meist virale Infektion verläuft in der Regel leicht. Bei mehr als 8 klinisch apparenten Atemwegsinfektionen/Jahr spricht man von einem „infektanfälligem" Kind. Eine Atemwegsinfektion sollte auch bei diesen Kindern ebenso wie eine obstruktive Bronchitis zunächst ohne Antibiotika behandelt werden. Wenn nach 3 Tagen einer symptomatischen Behandlung keine Besserung eingetreten ist oder wenn sichere Hinweise auf eine bakterielle Ursache bestehen, können Antibiotika verordnet werden.

Bißverletzungen

Häufigste Erreger:
- **Hund, Katze:** Pasteurella canis (Hund) bzw. P. multocida (Katze), Staphylokokken, Streptokokken, Moraxellen, Neisserien, Bartonella henselae, grampositive und gramnegative Anaerobier und viele seltene Erreger wie Francisella tularensis, Erysipelothrix rhusiopathiae, Capnocytophaga canimorsus (bei Immundefizienz) etc. Fast immer Mischinfektion!
- **Ratte:** Streptobacillus moniliformis, Spirillum minus (Rattenbißfieber, Sodoku).
- **Mensch:** Streptokokken (S. viridans), Staphylokokken, Korynebakterien, Bacteroides, Peptostreptokokken, Eikenella; Enterobacteriaceae (bei Biß durch hospitalisierte Patienten).

Mittel der Wahl: Aminopenicillin-Betalaktamase-Hemmer, bei Rattenbiß auch Penicillin oder Ampicillin. Bißwunden möglichst immer bakteriologisch untersuchen (vor allem bei Wunden im Gesicht und an den Händen), um bei einer Infektion nach Antibiogramm behandeln zu können.

Alternative: Cephalosporine Gruppe 2 (+ Metronidazol), Doxycyclin.

Bemerkungen: Primäre chirurgische Versorgung der Wunde. Wunddesinfektion mit Betaseptic Mundipharma®. An Tollwut- und Tetanusprophylaxe denken.

Borreliose

Siehe Lyme-Borreliose

Botulismus

Erreger: Toxinbildung durch Clostridium botulinum, die in Nahrungsmitteln oder im menschlichen Körper erfolgen kann. Demzufolge werden 3 Krankheitsformen unterschieden: Nahrungsmittelbotulismus, Säuglingsbotulismus und Wundbotulismus.

Mittel der Wahl:
- Bei klinischem Verdacht auf **Nahrungsmittelbotulismus** Magenspülung, hoher Einlauf, Intensivpflege und sofort 500 ml Botulismus-Antitoxin (Pferdeserum!) langsam infundieren (gleiche Dosis bei Kindern und Erwachsenen), nach 4–6 Stunden Infusion mit 250 ml evtl. wiederholen.
- Beim **Säuglingsbotulismus** sollte auf die Serumtherapie verzichtet werden. Evtl. mit Penicillin behandeln, aber keine Aminoglykoside verordnen (verstärken die Toxinwirkung).
- Beim **Wundbotulismus** sofort Antitoxin geben, zusätzlich chirurgische Wundversorgung (Nekrosen abtragen), Penicillin G in hoher Dosierung und Überwachung der Vitalfunktionen.

Bemerkungen: Toxinnachweis aus Blut, Mageninhalt und Speiseresten versuchen. Erregerkultur aus Mageninhalt, Stuhl, Speiseresten und Wundabstrich anlegen.

Brucellose

Häufigste Erreger: B. melitensis (Maltafieber bzw. Mittelmeerfieber), B. abortus (Morbus Bang), B. suis, B. canis.

Mittel der Wahl:
- **Kinder < 9 Jahre:** Co-trimoxazol, 10 mg Trim./kg/Tag, + Rifampicin, 20 mg/kg/Tag, jeweils p. o. über 6 Wochen.
- **Kindern ≥ 9 Jahre:** Doxycyclin, 2–4 mg/kg/Tag p. o., + Rifampicin, 15 mg/kg/Tag (max. 600 mg/Tag) p. o.

Alternative: Obige Kombination + Gentamicin, 1mal/Tag i. m. für 1 Woche. Bei Meningitis und Endokarditis Co-trimoxazol oder Doxycyclin oder Ciprofloxacin + Rifampicin + Gentamicin über 6–9 Monate (Gentamicin: 3 Wochen).

Bemerkungen: Wegen der intrazellulären Persistenz der Brucellen ist eine lange antibiotische Therapie erfoderlich. Nach einer Monotherapie treten bei bis zu 50 % der Patienten Rezidive auf, deshalb immer Kombinationsbehandlung. Um bei Anwendung von Co-trimoxazol Blutbildveränderungen vorzubeugen, kann Folinsäure, 5–10 mg/Tag, gegeben werden.

Candidose

Häufigste Erreger: C. albicans (über 90 % der Fälle), C. glabrata, C. guilliermondi, C. krusei, C. lusitaniae, C. tropicalis, C. parapsilosis.

Mukokutane Candidose

Mittel der Wahl: Miconazol-Mundgel oder Nystatin als Suspension, Säuglinge < 1500 g: 3 × 100 000 IE/Tag, Säuglinge > 1500 g: 3 × 150 000 IE/Tag, Kinder > 1 Jahr: 0,5–2 Mio IE/Tag, jeweils p. o. und zusätzlich Pinselung der Mundhöhle. Außerdem Hautpflege: feuchtes Milieu vermeiden (Säuglinge häufig trocken legen). Bei Windelsoor darf die Sanierung des Darmes nicht vergessen werden. Bei vulvovaginaler Candidose sind zur lokalen Therapie Miconazol und Clotrimazol als Creme oder Vaginaltablette dem Nystatin vorzuziehen.

Alternative: Amphotericin B p. o. und lokal. Bei mukokutaner Candidose und Immundefizienz muß auch bei fehlendem Fieber systemisch behandelt werden, z. B. mit Fluconazol, 5–10 mg/kg/Tag p. o. oder i. v., oder mit Amphotericin B i. v.

Systemische Candidose

Mittel der Wahl: Amphotericin B + Flucytosin. Bei Unverträglichkeit und wenn höhere Dosen erforderlich sind, sind liposomales Amphotericin B oder der Lipid- oder Kolloidkomplex zu empfehlen. Infizierte Katheter und Implantate entfernen.
Candida-Endokarditis und -Meningitis: Dosis von Flucytosin auf 200 (–300) mg/kg/Tag steigern, evtl. intrathekal Amphotericin B (0,01 mg/kg). Candida-Endophthalmitis: Zusätzlich Amphotericin B intravitreal, 5 mg.

Alternative: Fluconazol, 6 (–12) mg/kg/Tag (Früh- und Neugeborene siehe S. 43), p. o. oder i. v. Zu beachten ist, daß C. krusei und ein Teil von C. glabrata gegen Fluconazol resistent sind.

Bemerkungen: Candidosen (jenseits des Säuglingsalter) sollten immer Anlaß sein, nach einem Immundefekt zu fahnden. Risikokinder wie Patienten mit angeborener oder erworbener Immundefizienz, Patienten nach großen chirurgischen Eingriffen, Frühgeborene und kranke Neugeborene, Patienten

mit einer längeren antimikrobiellen Breitspektrumtherapie etc. sollten myko-
logisch überwacht werden, um rechtzeitig eine antimykotische Therapie einleiten zu können. Solche Patienten sollten eine Prophylaxe mit Nystatin oder
Amphotericin B p. o. erhalten. Ein vaginaler Hefebefall am Ende einer
Schwangerschaft ist zu behandeln.

Cholangitis, Cholezystitis

Häufigste Erreger: E. coli und andere Enterobacteriaceae, Enterokokken,
Clostridien, Bacteroides.

Mittel der Wahl: Aminopenicillin + Betalaktamase-Hemmer, Mezlocillin oder
Piperacillin + Sulbactam.

Alternative: Carbapeneme, Cephalosporine Gruppe 3 + Metronidazol.

Bemerkungen: Chirurg konsultieren.

Dentogene Infektionen

Häufigste Erreger: Anaerobe Kokken, Fusobakterien, Bacteroides, aerobe
grampositive Kokken.

Mittel der Wahl: Penicillin G, V.

Alternative: Aminopenicillin-Betalaktamase-Hemmer, Clindamycin.

Bemerkungen: Die primäre Therapie besteht oft aus chirurgischen Maßnahmen.

Dermatophytosen

Häufigste Erreger: Trichophyton rubrum (bei Kindern in Deutschland am
häufigsten), Mikrosporum canis (am zweithäufigsten); weiterhin T. menta-
grophytes, T. tonsurans, T. verrucosum, selten Epidermophyton floccosum,
M. audouinii, M. ferrugineum u. a.

Infektionen der Haut und Hautanhangsgebilde durch Hefen (Candida) und
andere Pilze werden Dermatomykosen genannt.

Mittel der Wahl: Topisch Azole, Clotrimazol, Ciclopirox, Tolnaftat u. a. Systemisch Fluconazol, 1–2 mg/kg/Tag p. o.

Alternative: Griseofulvin, Ketoconazol, Itraconazol (für Kinder nicht zugelassen).

Bemerkungen: Eine erfolgreiche Therapie setzt eine exakte Diagnose voraus. Deshalb möglichst immer Pilznachweis im Nativpräparat und kulturell anstreben.

Diphtherie

Erreger: Corynebacterium diphtheriae, Typen gravis, mitis, intermedius.

Mittel der Wahl: Penicillin V, 25 000–50 000 IE/kg/Tag (Erwachsene: 1,2 Mio IE/Tag) in 2 ED p. o. über 14 Tage. Keimträger und Kontaktpersonen werden über 7 Tage behandelt. Wichtigste Maßnahme ist die sofortige (!) intravenöse Gabe von Antitoxin (Pferd oder humanes Serum): 1 × 20 000–40 000 IE bei milder Form, 1 × 40 000–80 000 IE bei mittelschwerer Form, 1 × 80 000–120 000 IE bei schwerer Form und bei einer Anamnese > 48 Stunden. Das Antitoxin muß bereits bei Verdacht auf Diphtherie verabfolgt werden (!), nicht jedoch bei Kontaktpersonen, Keimträgern und Wunddiphtherie. Bettruhe für 3–4 Wochen einhalten. Vor der antimikrobiellen Therapie ist möglichst nach vorheriger Konsultation des mikrobiologischen Labors Untersuchungsmaterial zu entnehmen.

Alternative: Erythromycin + Antitoxin.

Bemerkungen: Enge Kontaktpersonen sind diejenigen, die der Atemluft des Patienten direkt ausgesetzt waren oder Körperkontakt zu ihm hatten. Diese Personen sind für mindestens 7 Tage sorgfältig zu beobachten, sie dürfen keine Kindereinrichtungen besuchen. Außerdem werden vor und nach der Penicillin-Therapie Abstriche entnommen (Erreger auf Toxinbildungsvermögen untersuchen lassen). Der Impfstatus jeder Kontaktperson ist zu vervollständigen. Liegt die 3. Impfung > 3 Jahre zurück, erfolgt eine Auffrischimpfung. Beachte: die Immunität ist vor allem bei Erwachsenen > 40 Jahre nicht ausreichend.

Endokarditis

Häufigste Erreger: Streptokokken der Viridansgruppe (S. sanguis, S. bovis, S. mitis, S. mutans), S. aureus, Enterokokken, Enterobacteriaceae, Koagulase-negative Staphylokokken (S. epidermidis u. a.) bei Patienten mit Implantaten, seltener andere Streptokokken, Haemophilus, Korynebakterien, Pseudomonas; bei Endokarditis mit negativen Blutkulturen auch an Sproßpilze, Anaerobier, Chlamydien, Coxiella burneti, Rickettsien, Brucellen und Erreger der HACEK-Gruppe (Haemophilus spp., Actinobacillus, Cardiobacterium, Eikenella, Kingella) denken.

Tabelle 5.2 Mittel der Wahl und Alternative bei Endokarditis

Erreger	Mittel der Wahl	Alternative
Unbekannte Erreger	Ampicillin + Flucloxacillin + Gentamicin	Cefotiam oder Cefuroxim + Gentamicin
S. viridans (und andere Streptokokken)	Penicillin G + Gentamicin	Vancomycin oder Teicoplanin oder Cephalosporine Gruppe 2 + Gentamicin
S. aureus	Flucloxacillin (oder Penicillin G bei Penicillinempfindlichen Stämmen) + Gentamicin	Cefotiam/Cefuroxim oder Vancomycin/Teicoplanin + Gentamicin (+ Rifampicin)
S. epidermidis	Vancomycin oder Teicoplanin + Gentamicin	Vancomycin oder Teicoplanin + Gentamicin + Rifampicin
Enterokokken	Ampicillin oder Mezlocillin + Gentamicin	Teicoplanin (oder Vancomycin) + Gentamicin
Enterobacteriaceae	Cefotaxim + Gentamicin oder Amikacin	Imipenem + Gentamicin oder Amikacin
Candida, Aspergillus	Amphotericin B + Flucytosin	–

Dosierung: Hoch dosieren, z. B. Penicillin G 150000–250000 IE/kg/Tag, max. 20 Mio IE/Tag; Ampicillin 200–250 mg/kg/Tag, max. 12 g/Tag; Flucloxacillin 150 mg/kg/Tag, max. 8 g/Tag; Vancomycin 40 mg/kg/Tag, max. 2 g/Tag; Teicoplanin 20 mg/kg/Tag über 4 Tage, danach 10 mg/kg/Tag, max. 800 mg/Tag bzw. 400 mg/Tag; Amphotericin B 1 mg/kg/Tag; Flucytosin 200 (–300) mg/kg/Tag und Drug monitoring.
Wird Gentamicin wegen der synergistischen Wirkung eingesetzt (z. B. Enterokokken), dann reicht eine niedrige Dosierung von 3 mg/kg/Tag aus!

Dauer: 2 Wochen bei Streptokokken mit MHK $\leq$ 0,1 mg/l; 4 Wochen bei Streptokokken mit MHK > 0,1 mg/l; 6 Wochen bei Enterokokken, Staphylokokken, Candida und kulturell negativer Endokarditis. Gentamicin wird im allgemeinen 2 Wochen, bei S. aureus 1 Woche und bei Enterokokken bis zu 4 Wochen gegeben.

Zusätzliche Therapie: Bei erfolgloser antimikrobieller Behandlung rechtzeitig Klappenersatz einleiten, z. B. bei Sproßpilz- oder Coxiellen-Endokarditis, Klappenersatz-Endokarditis, Klappenringabszeß, sehr großen Vegetationen, therapieresistenter Herzinsuffizienz. Kontraindiziert sind Kortikosteroide, Antikoagulantien, Eisen und nicht lebensnotwendige Bluttransfusionen.

Prophylaxe: Es gibt keine kontrollierten Studien. Die Antibiotikaprophylaxe muß praktikabel sein. Viele Schemata sind theoretisch gut durchdacht, werden aber wegen ihrer Kompliziertheit kaum angewendet.
Für eine Antibiotikaprophylaxe kommen folgende **Patienten** in Betracht: Zustand nach mikrobieller Endokarditis, Kinder mit implantierter Herzklappe, Shunts oder Konduits, Kinder mit zyanotischen Herzfehlern, u. U. auch Kinder mit angeborenen Herzfehlern (außer Vorhofseptumdefekt vom Secundum-Typ), operierten Herzfehlern und Restbefund, Mitralklappenprolaps und Insuffizienz, erworbenen (rheumatischen) Herzfehlern und mit hypertrophischer Kardiomyopathie. Kinder nach einer Herzschrittmacher-Implantation und die meisten Kinder mit Zustand nach Operation eines Vorhof- oder Ventrikelseptumdefektes, eines Ductus arteriosus oder einer isolierten Aortenisthmusstenose haben nur ein geringes Endokarditisrisiko.
Die folgenden **medizinischen Eingriffe** sind eine Indikation für eine Antibiotikaprophylaxe: Zahnärztliche Eingriffe mit Gingivablutung, Tonsillektomie, Adenotomie, chirurgische Eingriffe im Respirationstrakt und den Nasennebenhöhlen, Bronchoskopie mit starrem Instrument; gastroenterologische Endoskopie mit und ohne Biopsie, Dilatation und Sklerotherapie des Ösophagus; Urethra-Dilatation, Zystoskopie, Katheterisierung der Harnblase bei Harnwegsinfektion oder Verdacht darauf; chirurgische Eingriffe in infizierten oder bakteriell besiedelten Regionen (Inzision von Hautabszessen, Operationen der Gallenblase, des Kolons oder des Harntraktes etc.). Die häufigsten Erreger sind vergrünende Streptokokken (Atemwege), Enterokokken (Magen-Darm- und Urogenital-Trakt), Staphylokokken (infiziertes Gewebe).

Antibiotika: Amoxicillin, 50 mg/kg (max. 3 g), 60 Minuten vor dem Eingriff p. o., oder Ampicillin, 50 mg/kg (max. 2 g), 30 Minuten vor dem Eingriff i. v., bei hohem Risiko und bei Eingriffen im Magen-Darm- und Urogenital-Trakt in Kombination mit Gentamicin, 2 mg/kg (max. 160 mg). Bei Penicillinallergie Clindamycin, 15 mg/kg (max. 600 mg), p. o. 60 Minuten bzw. i. v. 30 Minuten vor dem Eingriff, oder Vancomycin, 20 mg/kg (max. 800 mg) als einstündige Infusion, evtl. plus Gentamicin. Bei Eingriffen in infiziertem Gewebe Cefuroxim, Cefotiam, Clindamycin oder Vancomycin. Bei hohem Endokarditisrisiko (künstliche Herzklappe, Zustand nach Endokarditis etc.) sollten die Antibiotikagaben nach 6 Stunden mit der halben Dosis wiederholt werden.

Bemerkungen: Die Endokarditis ist auch heute noch eine schwere Infektionskrankheit mit hoher Letalität. Deshalb ist eine frühzeitige sachgerechte mikrobiologische Diagnostik zu fordern: Mehrere Blutkulturen, Bestimmung von MHK und MBK, bei subakuter oder therapieresistenter Endokarditis können auch einmal alle Antimikrobiotika für > 24 Stunden abgesetzt und erneut Blutkulturen angelegt werden. Bei Verdacht auf seltene Erreger sind spezielle Nährböden und längere Bebrütungszeiten notwendig, deshalb

Rücksprache mit dem mikrobiologischen Labor. Bei Methicillin-resistenten Staphylokokken niemals Cephalosporine verwenden, auch nicht wenn der In vitro-Test Sensibilität anzeigt. Bei Kindern mit einer „Penicillinallergie" Allergietestung und Desensibilisierung durchführen, beides **muß** vom Allergologen auf einer Intensivtherapiestation erfolgen.

Endophthalmitis

Häufigste Erreger: S. aureus, Streptokokken einschließlich Pneumokokken, Pseudomonas, seltener S. epidermidis, H. influenzae, Meningokokken, Bacillus spp. (nach penetrierendem Trauma), Propionibacterium acnes, weiterhin Candida, Aspergillus.

Mittel der Wahl: Sofortige ophthalmologische Konsultation. Frühzeitige Vitrektomie, Kortikosteroide, Antiinfektiva intravitreal (z. B. Vancomycin 1 mg + Amikacin 0,4 mg, je in 0,1 ml, Clindamycin, Gentamicin, Amphotericin B 0,005–0,010 mg in 0,1 ml) + systemisch parenterale Cephalosporine Gruppe 2/3, Carbapeneme, Fosfomycin.

Alternative: Piperacillin-Tazobactam, über antimykotische und virustatische Therapie siehe S. 97 und Kapitel 3.

Bemerkungen: Eine Endophthalmitis ist eine ausgesprochen schwere Infektionskrankheit, deshalb immer auch einen Infektiologen konsultieren (schnelle, optimale mikrobiologische Diagnostik, gezielte Therapie). Differentialdiagnostisch:
- **Orbitalphlegmone:** Häufigste Erreger sind S. aureus, S. pyogenes, S. pneumoniae, H. influenzae und Enterobacteriaceae.
- **Retinitis:** Häufigste Erreger sind Viren (Herpes simplex-, Varicella-Zoster-, Zytomegalie-Virus) und Parasiten (Toxoplasma gondii, Toxocara). Auf HIV (und CD_4) untersuchen. Bei Virusätiologie Aciclovir, Ganciclovir (Implantat + systemisch), Foscarnet oder Cidofovir.

Enteritis

Häufigste Erreger: Viren (Rotaviren, seltener Adeno-, Norwalkviren u. a.), Campylobacter, E. coli, Salmonellen und Shigellen, seltener C. difficile, Y. enterocolitica und Parasiten (Entamoeba histolytica, Giardia lamblia, Kryptosporidien). Immer auch an andere Ursachen denken, z. B. an eine Mitreaktion des Darmes bei schweren Infektionskrankheiten, und bei blutigen Durchfällen eine Invagination und ein hämolytisch-urämisches Syndrom ausschließen.

Mittel der Wahl und Alternative:

Tabelle 5.3 Mittel der Wahl und Alternative bei Enteritis

Erreger	Mittel der Wahl	Alternative
Ohne Erregernachweis	–	Aminopenicillin, Co-trimoxazol
Aeromonas hydrophila	–	Co-trimoxazol, Cephalosporine Gruppe 3, Carbapeneme
Campylobacter	–	Erythromycin, Gentamicin
E. coli		
– EHEC (hämorrh. Kolitis, hämol.-uräm. Syndrom)	–	Aminopenicillin, Co-trimoxazol
– EIEC (ruhrähnlich)	–	Aminopenicillin, Co-trimoxazol
– EPEC (Dyspepsie-Koli)	–	Aminopenicillin, Co-trimoxazol
– ETEC (Reisediarrhoe)	–	Aminopenicillin, Co-trimoxazol
Salmonellen, Enteritis-	–	Ampicillin, Co-trimoxazol, Cephalosporine Gruppe 3
S. Typhi, Paratyphi	Co-trimoxazol	Cephalosporine Gruppe 3
Shigellen (S.129)	Co-trimoxazol	nach Antibiogramm, Ciprofloxacin
V. cholerae	Doxycyclin	Co-trimoxazol, Erythromycin
Y. enterocolitica	–	Co-trimoxazol, Cephalosporine Gruppe 3 + Gentamicin
Viren	–	–
Parasiten (siehe Kapitel 6)		
– E. histolytica	Metronidazol	Tinidazol, Diloxanidfuroat
– G. lamblia	Metronidazol	Tinidazol
– Kryptosporidien	–	Paromomycin, Albendazol

Reisediarrhoe: Häufigste Erreger sind E. coli (ETEC und EIEC), Salmonellen und Shigellen, weiterhin Campylobacter, Y. enterocolitica; Amöben, Giardia lamblia. Bei blutigen Stühlen und Fieber sollte immer ein Arzt konsultiert werden.

Wichtigste therapeutische Maßnahme ist die Flüssigkeitszufuhr mit Glukose-Elektrolyt-Lösungen (Pulver mitnehmen. Ersatz: 1 Teelöffel Salz + 4 Teelöffel Glukose oder u. U. auch Zucker auf 1 Liter Wasser). Falls eine antibiotische Behandlung indiziert ist, sind Kinder am besten mit Co-trimoxazol zu behandeln; Alternative: Ciprofloxacin, 20–30 mg/kg/Tag in 2 ED p. o.

Loperamid (Imodium®) kann bei Kindern > 2 Jahre in seltenen, begründeten Ausnahmefällen, z. B. unmittelbar bevorstehende Weiter- oder Rückreise, für maximal 48 Stunden verordnet werden. Dosis für Erwachsene: Initial 4 mg, dann 2 mg nach jedem ungeformten Stuhl, max. 12 mg/24 Stunden; Kinder erhalten etwa die halbe Dosis.

Die Chemoprophylaxe der Reisediarrhoe ist schwierig. Evtl. Co-trimoxazol, beachte aber Nebenwirkungen, Steigerung der Resistenzentwicklung, Gefühl der falschen Sicherheit und Therapieprobleme bei Auftreten einer Enteritis. Lactobacillus und Wismutsubsalicylat haben nur einen geringen Wert.

Bemerkungen: Eine infektiöse Enteritis wird primär mit glukosehaltigen Elektrolytlösungen per os behandelt. Antiinfektiva sind meistens nur indiziert, wenn Risikofaktoren vorliegen oder auch einmal bei einer epidemischen Häufung. Risikofaktoren sind u. a. das Säuglingsalter, Immundefizienz, schwere Krankheit und invasive Infektion. Adsorbierende Substanzen (Carbo medicinalis, Kaolin, Pectin) sowie Medikamente zur Hemmung der Darmmotilität (Loperamid, Ausnahme s. o.) und zur Änderung der Darmflora sind wenig wirksam und meistens nicht indiziert.

Enterokolitis, pseudomembranöse

Häufigster Erreger: Clostridium difficile mit Bildung von Toxin A (Enterotoxin) und Toxin B (Zytotoxin).

Mittel der Wahl: Antibiotika möglichst absetzen. Bei milder Form nur Ausgleich des Wasser- und Elektrolytverlustes, keine peristaltikhemmenden Medikamente. Bei schwerer Form Metronidazol, 30–40 mg/kg/Tag, max. 4 × 250 mg/Tag, p. o. für 10–14 Tage.

Alternative: Vancomycin, 30–50 mg/kg/Tag, max. 4 × 125 mg/Tag, p. o. (nicht i. v.).

Bemerkungen: Eine pseudomembranöse Enterokolitis kann nahezu nach jeder antibiotischen Behandlung auftreten. Am häufigsten ist sie Folge einer Anwendung von Cephalosporinen, Clindamycin, Carbapenemen, Penicillinen, Rifampicin, Tetracyclinen und Trimethoprim-Sulfonamid-Kombinationen. Rezidive kommen bei etwa 10 % der Patienten vor. Um eine Selektion von Enterokokken zu vermeiden, sollten auch Rezidive möglichst nicht mit Vancomycin behandelt werden. Der Nachweis von C. difficile mit und ohne Toxin bei Säuglingen beweist noch keine pseudomembranöse Kolitis.

Epiglottitis

Häufigste Erreger: H. influenzae Typ B, zukünftig wohl auch Streptokokken, S. aureus und andere Bakterien.

Mittel der Wahl: Parenterales Cephalosporin Gruppe 3.

Alternative: Ampicillin-Sulbactam, Amoxicillin-Clavulansäure.

Bemerkungen: Das Kind sollte sofort schonend, am besten in Begleitung der Mutter, und in Bereitschaft zur Maskenbeatmung in eine Klinik eingewiesen werden. Durch die Impfung gegen H. influenzae ist dieses Krankheitsbild selten geworden.

Erysipel

Häufigster Erreger: S. pyogenes, selten S. aureus.

Mittel der Wahl: Penicillin G, V; 10 Tage.

Alternative: Oralcephalosporine Gruppe 1 oder 2, Makrolide.

Gasbrand

Häufigster Erreger: Clostridium perfringens Typ A, seltener C. novyi Typ A, C. septicum und C. histolyticum; häufig Mischkultur mit anderen aeroben und anaeroben Bakterien.

Mittel der Wahl: Sofortige chirurgische Intervention. Penicillin G, 0,5–1,0 Mio IE/kg/Tag in 3–4 Kurzinfusionen. Hyperbare Oxygenisation. Die Serumtherapie mit polyvalentem Gasbrand-Antitoxin ist nicht mehr gebräuchlich.

Alternative: Cephalosporine Gruppe 3, Clindamycin.

Gonorrhö

Erreger: Neisseria gonorrhoeae.

Mittel der Wahl:
- **Neugeborene:** Cefotaxim, 100 mg/kg/Tag i. v., über 7 Tage (lokale Infektion) bzw. 10–14 Tage (disseminierte Infektion).
- **Kinder > 2. LM und Jugendliche:** Ceftriaxon i. v., 1 × 125 mg (unkomplizierte Infektion: Vulvovaginitis, Urethritis, Pharyngitis etc.) oder 1 × 50 mg/kg/Tag, max. 2 g/Tag, über 7 Tage (Ophthalmie, Arthritis), 10–14 Tage (Meningitis) oder mindestens 28 Tage (Endokarditis).

Alternative: Benzylpenicillin-Procain, 1 × 1,2–2,4 Mio IE i. m. (unkomplizierte Infektion), Cefotaxim; Cefoxitin + Doxycyclin (Jugendliche mit Endometritis, Salpingitis).

Bemerkungen: In Deutschland sind nur etwa 2 % der Gonokokken Penicillin-resistent. Wegen der teilweise schweren Folgen einer Infektion mit N. gonorrhoeae sollte dennoch Penicillin nicht mehr Mittel der 1. Wahl sein. Eine alleinige lokale antibakterielle Behandlung einer Ophthalmie ist unzureichend und bei einer systemischen Therapie überflüssig. Bei jedem Verdacht auf eine begleitende Infektion mit C. trachomatis ist zusätzlich Azithromycin, 1 × 10 mg/kg, max. 1 × 1 g p. o., oder Doxycyclin (Kinder > 9 Jahre), 2 × 2 mg/kg/Tag, max. 2 × 100 mg/Tag p. o., über 7 Tage zu geben; Schwangere erhalten Erythromycin. Die Credé-Prophylaxe wird in Deutschland nicht mehr generell praktiziert.

Harnwegsinfektion (HWI)

Definitionen:
- **Asymptomatische Bakteriurie:** Signifikante Bakteriurie in wiederholten Harnproben ohne klinische Symptome, ohne Leukozyturie und ohne pathologische Entzündungsparameter bei normaler Nierenfunktion.
- **Unkomplizierte HWI:** Infektion des unteren oder oberen Harntraktes eines immunkompetenten Patienten ohne strukturelle oder funktionelle Veränderung des Harntraktes.
- **Komplizierte HWI:** Infektion des Harntraktes bei Hanrwegsfehlbildung, Immundefizienz oder schwerwiegender Blasenfunktionsstörung.

Häufigste Erreger: E. coli (bei unkomplizierter HWI > 80 % der Erreger) u. a. Enterobacteriaceae (Klebsiellen, P. mirabilis etc.), P. aeruginosa, Enterokokken, Staphylokokken.

Mittel der Wahl und Alternative:

Tabelle 5.4 Mittel der Wahl und Alternative bei Harnwegsinfektion

	Mittel der Wahl (mg/kg/Tag)	Alternative (mg/kg/Tag)
Säuglinge bis 6. LM (–12. LM) mit fieberhafter HWI	Ampicillin (100–200) + Gentamicin (5–7), jeweils i. v. als Kurzinfusion	Cefotaxim o. Ceftazidim (100–150) plus Gentamicin, Imipenem (60)
Komplizierte HWI (ab 2. LJ)	Parenterale Behandlung (s. o.), u. U. perkutane Harnableitung	s. o.
Unkomplizierte Pyelonephritis	Co-trimoxazol (5–6 Trimethoprim.) oder Cefuroximaxetil (25) oder anderes Oralcephalosporin	Aminopenicillin-Beta-laktamase-Hemmer (50) p. o., parenterale Therapie (schwere Form)
Afebrile symptomatische HWI, Zystitis	Trimethoprim (5–6) o. Co-trimoxazol (5–6)	Oralcephalosporin o. Tetroxoprim-Sulfadiazin (10)
Asymptomatische Bakteriurie	keine	–

Dauer: Pyelonephritis im 1. LJ, komplizierte HWI und Urosepsis (5–)7 Tage i. v., anschließend 7–14 Tage p. o. Unkomplizierte Pyelonephritis > 1. LJ 7–10 Tage p. o. Zystitis 3–5 (–7) Tage p. o., bei kürzerer Therapie steigt im Kindesalter das Rezidivrisiko an. Die Einmaltherapie ist für Kinder nicht zu empfehlen.

Therapiekontrolle: Zumindest bei jeder fieberhaften HWI Urinkultur und Leukozytenzählung im Urin 2 Tage nach Therapiebeginn, bei unkomplizierter HWI Urinkontrolle 1 Woche nach Therapieende. Das Rezidivrisiko ist bei Kindern hoch. Bei etwa 30 % aller Kinder kann nach der ersten HWI mit einem Rezidiv gerechnet werden. Das Rezidivrisiko ist noch höher bei einer erstmaligen Erkrankung im Säuglingsalter, nach einer ersten HWI bei Mädchen und bei Kindern, die bereits an einem Rezidiv erkrankt sind. Deshalb werden im 1.(–3.) Jahr nach einer ersten HWI Urinkontrollen in größeren Abständen empfohlen. Außerdem kann eine Rezidivprophylaxe sinnvoll sein.

Reinfektionsprophylaxe:

Indikationen: Vesikoureteraler Reflux (bei Mädchen bis mindestens zum Ende des 5. LJ, bei Jungen bis zum Ende des 1. LJ), häufige symptomatische Rezidive (Dauer der Prophylaxe: 6 Monate), HWI mit Blasenkontrollstörung (bis 6 Monate nach Behandlungsende), hochgradige Harnabflußbehinderung (bis ein ausreichender Harnabfluß erreicht wird, mindestens im 1. LJ), nach erster fieberhafter HWI (bis zum Abschluß der Diagnostik), nach ausgewählten urologischen Operationen (nach Refluxoperation bis zur Beseitigung des Reflux, mindetens 3 Monate).

Mittel:
- Nitrofurantoin, 1 mg/kg/Tag, 1mal abends p. o. nach der Blasenentleerung (außer in den ersten 6 LW). Zu bevorzugen ist die makrokristalline Form.
- Trimethoprim, 1(–2) mg/kg/Tag, 1mal abends p. o. nach der Blasenentleerung. Cefaclor, 10 mg/kg/Tag, 1mal abends p. o. nach der Blasenentleerung.
- Cefuroximaxetil, 5 mg/kg/Tag, 1mal abends p. o. nach der Blasenentleerung.

Bemerkungen: Die Harnwegsinfektion im Kindesalter ist eine der häufigsten bakteriellen Infektionskrankheiten, die im Falle der oberen HWI mit schwersten Folgen (Bildung von Nierenparenchymnarben) einhergehen kann, welche oft erst im Erwachsenenalter deutlich werden. Deshalb sollte versucht werden, jede erste HWI innerhalb von 24 (!) Stunden nach Beginn effektiv zu behandeln. Ein Säugling mit einer (ersten) fieberhaften HWI sollte bereits bei begründetem Verdacht stationär eingewiesen werden: Sofortige parenterale Therapie, umfangreiche Diagnostik. Eine wiederholte HWI durch P. aeruginosa kann auch ambulant mit Gentamicin (oder einem anderen Aminoglykosid) behandelt werden: Tagesdosis einmal täglich i. m. oder als Kurzinfusion.

Helicobacter pylori-Infektion

Häufigste Erreger: H. pylori.

Mittel der Wahl: 2 Antibiotika + 1 Protonenpumpeninhibitor, z. B. Amoxicillin, 50 mg/kg/Tag, max. 2 g/Tag, Clarithromycin, 20 mg/kg/Tag, max. 1 g/Tag, Omeprazol, 1 mg/kg/Tag, max. 80 mg/Tag, jeweils in 2 ED p. o. Dauer: 1 Woche.

Alternative: Azithromycin, Metronidazol; Pantoprazol, Lansoprazol.

Bemerkungen: Das Ulcus duodeni und das Ulcus ventriculi sind im Kindesalter selten, im Jugendalter aber immer wieder einmal anzutreffen. Daher ist stets eine exakte Diagnose anzustreben. Die höchsten Eradikationsraten von H. pylori werden mit der Dreierkombination erreicht. Die Eradikation liegt bei 90 % und ist meist von Dauer. Zu beachten ist aber die zunehmende Resistenz, vor allem von Metronidazol und unterdessen auch von Clarithromycin.

Hepatitis

Häufigste Erreger: Hepatitis A-, Hepatitis B-, Hepatitis C-Virus, seltener Hepatitis D- und Hepatitis E-Virus.

Mittel der Wahl: Keine kausale Therapie der akuten Form. Immunglobuline sind unwirksam. Die chronische Hepatitis B, C und D können mit α-Interferon behandelt werden. Kinder erhalten 5–10 Mio E/m^2/Tag subkutan, max. 10 Mio E/Tag, 3 × pro Woche über 6 Monate (bei chronischer Hepatitis C 6–12 Monate). Die volle Dosis sollte allmählich erreicht werden. Man beginnt am besten mit 1 Mio E/m^2 und versucht, innerhalb einer Woche auf die volle Dosis zu steigern. Zusätzlich kann Paracetamol verordnet werden. Die Injektionen sollten möglichst von den Patienten selbst oder von den Eltern vorgenommen werden. Ein Behandlungserfolg äußert sich im allgemeinen in einem Transaminasenanstieg und nachfolgender Serokonversion. Nach Absetzen der Therapie kann es zu Rezidiven kommen, meistens innerhalb eines Jahres.

Alternative: Lamivudin (Hepatitis B) und Ribavirin (Hepatitis C) ± Interferon.

Bemerkungen: Die Erfahrungen mit der Interferontherapie der chronischen Hepatitis im Kindesalter sind noch gering. Wegen der verschiedenen Formen und Risikogruppen, der Virusmutanten und anderer Faktoren erscheint es ratsam, bei Kindern die Indikation zur virustatischen Behandlung und das Behandlungsschema mit einem Zentrum abzustimmen.

Herpes simplex

Häufigste Erreger: Herpes simplex-Virus Typ 1 und Typ 2.

Mittel der Wahl: Aciclovir, 3 × 10–20 mg/kg/Tag als Infusion über 21 Tage (Herpes neonatorum, Herpes-Enzephalitis), 3 × 5–10 mg/kg/Tag als Infusion über 5–10 Tage (Ekzema herpeticatum, schwere Herpes-Stomatitis oder schwerer Herpes genitalis etc. (Erstinfektion), Herpes simplex bei Immundefizienz). Frühgeborene < 33. Gestationswoche erhalten 2 × 10 mg/kg/Tag.

Topisch: Aciclovir-Creme oder Foscarnet-Salbe, mehrmals täglich (Rezidiv von Herpes labialis und Herpes genitalis, keine ausreichende Wirkung); Aciclovir- und Trifluridin-Augensalbe, u. U. auch noch Idoxuridin-Augensalbe (Herpes-Keratokonjunktivitis).

Alternative: Vidarabin als Infusion (nur noch Herpes neonatorum) und zur lokalen Anwendung; Foscarnet (Aciclovir-resistente Herpes-Virusstämme).

Prophylaxe: Aciclovir, 2 × 400 mg/Tag p. o. (rezidivierender Herpes genitalis) über ½–1 Jahr. Bei Jugendlichen auch Famciclovir, 2 × 250 mg/Tag p. o.

Bemerkungen: Die virustatische Therapie muß stets sofort, d. h. innerhalb von 24–48 Stunden nach den ersten Symptomen, begonnen werden. Bei Enzephalitis oder Verdacht darauf darf nicht auf Befunde der Magnetresonanz- oder der Computertomographie und anderer spezieller Untersuchungsmethoden gewartet werden! Hypodense Herde im CT sind als Spätbefunde einzuordnen, im MRT finden sich diese bereits nach 1–2 Tagen nach Beginn der Krankheit.

Impetigo

Häufigste Erreger: S. pyogenes, S. aureus.

Mittel der Wahl: Oralcephalosporine Gruppe 1 oder 2 (keine Oralcephalosporine Gruppe 3). Mupirocin- oder Bacitracin-Salbe.

Alternative: Aminopenicillin-Betalaktamase-Hemmer, Makrolide.

Bemerkungen: Eine systemische Therapie ist nur selten indiziert, z. B. bei großflächiger Impetigo. Bei einer Behandlung mit Penicillin V oder G kann die Versagerquote recht hoch sein.

Influenza

Erreger: Influenza-Viren Typ A, Typ B, Typ C.

Mittel der Wahl: Amantadin, 3–5 mg/kg/Tag als 1-Stunden-Infusion in 2 ED. Amantadin wirkt nur gegen Typ A. Möglichst nicht im Säuglingsalter anwenden. Die virustatische Behandlung sollte innerhalb von 24 (–48) Stunden nach Auftreten der ersten Symptome beginnen und im allgemeinen nicht länger als 5–7 Tage dauern.

Alternative: Zanamivir (bisher nur für Erwachsene zugelassen), Rimantadin.

Prophylaxe (Amantadin): Kleinkinder 1 × 50–100 mg/Tag p. o., Schulkinder 1 × 100–150 mg/Tag p. o., Erwachsene 1 × 200 mg/Tag p. o. Nur ausgewählte Indikationen, wie plötzliche Exposition von Risikopatienten, verspätete Impfung, medizinisches Personal in Epidemiezeiten.

Bemerkungen: Die therapeutische Wirksamkeit von Amantadin ist umstritten. Die prophylaktische Effektivität wird mit 75 % angegeben. Unter der Anwendung entwickeln sich schnell resistente Stämme, die übertragen werden können. Zukünftig dürften auch für Kinder die Neuraminidase-Hemmer Zanamivir und Oseltamivir (siehe S. 80) sowohl für die Therapie wie auch für die Chemoprophylaxe dem Amantadin/Rimantadin vorzuziehen sein.

Katzenkratzkrankheit

Häufigste Erreger: Bartonella (früher Rochalimaea) henselae, seltener in Europa B. clarridgeiae und B. quintana. Ob auch Afipia felis die Katzenkratzkrankheit verursacht, ist fraglich. Die Bartonellen verursachen darüber hinaus noch die bazilläre Angiomatose, Endokarditis sowie das Wolhynische Fieber (B. quintana) und das Oroyafieber (B. bacilliformis).

Mittel der Wahl: Eine antibiotische Therapie ist selten notwendig. Bei disseminierter Infektion Azithromycin oder anderes Makrolid, evtl. plus Rifampicin.

Alternative: Doxycyclin (+ Rifampicin).

Bemerkungen: Die Krankheit kommt wahrscheinlich häufiger vor als bisher angenommen. Betroffen sind vor allem Kinder. Die Erreger werden durch meist symptomlose Katzen übertragen. Hohe Selbstheilungsrate.

Kawasaki-Syndrom

Häufigste Erreger: Unbekannt. Wahrscheinlich handelt es sich beim Kawasaki-Syndrom nicht um eine Infektionskrankheit.

Mittel der Wahl: Immunglobuline mit intaktem Fc-Segment, 1 × 2 g/kg als Infusion über 8–12 Stunden, plus Acetylsalicylsäure, 80–100 mg/kg/Tag p. o. bis zur Entfieberung, anschließend 3–5 mg/kg/Tag über mindestens 6 Wochen (bis echokardiographisch Aneurysmen ausgeschlossen sind). Bei Nachweis von Aneurysmen ist eine Dauertherapie mit Acetylsalicylsäure notwendig.

Bemerkungen: Entscheidend für den Therapieerfolg ist der frühe Therapiebeginn. Bei einem Beginn der Behandlung ab der 3. Krankheitswoche bilden 65 % der Kinder Aneurysmen aus.

Keuchhusten

Häufigste Erreger: Bordetella pertussis, seltener B. parapertussis, kaum B. bronchiseptica.

Mittel der Wahl: Erythromycin, 2 × 20 mg/kg/Tag p. o. (Estolat) oder 3 × 15–20 mg/kg/Tag p. o. (Ethylsuccinat).

Alternative: Co-trimoxazol, 6–8 mg Trim./kg/Tag p. o.; neue Makrolide.

Dauer: 14 Tage. Erythromycinestolat braucht nur 7 Tage gegeben zu werden.

Prophylaxe: Sie ist bei engem Kontakt empfänglicher Personen (vor allem Säuglinge und Kinder mit schweren Herz- und Lungenkrankheiten) zu empfehlen: Erythromycin (Dosis und Dauer wie bei Therapie). Nach der Chemoprophylaxe Impfstatus vervollständigen. Bei fraglichem oder flüchtigem Kontakt brauchen die Kinder nur 2 Wochen beobachtet zu werden. Geimpfte und früher an Keuchhusten erkrankte Personen können bei Exposition zu Bordetellen-Träger werden und sollten, wenn sie Kontakt zu immundefizienten Patienten oder besonders gefährdeten Personen haben, ebenfalls eine Chemoprophylaxe erhalten.

Bemerkungen: Die antibakterielle Therapie sollte möglichst im Stadium catarrhale oder im frühen Stadium convulsivum beginnen. Begleitinfektionen (Otitis, Pneumonie) werden am besten mit Cefuroximaxetil oder einer Aminopenicillin-Betalaktamase-Hemmer-Kombination behandelt. Symptomatisch kann man Salbutamol, 0,3–0,5 mg/kg/Tag p. o., und hochdosiert Kortikosteroide über 5 Tage sowie Mukolytika versuchen; der Nutzen von Antitussiva, Sedativa und Neuroleptika ist nicht erwiesen.

Konjunktivitis

Häufigste Erreger:
- **Säuglinge:** Gonokokken, Staphylokokken, Chlamydia trachomatis, P. aeruginosa, Enterobacteriaceae, Herpes simplex-Viren; chemisch bedingt durch Silbernitrat (Credé-Prophylaxe).
- **Kinder** > **1. LJ:** S. aureus, Streptokokken einschließlich Pneumokokken (beachte evtl. Penicillinresistenz), H. influenzae, M. catarrhalis, Chlamydia trachomatis, Adenovirus und Enteroviren (Schwimmbadkonjunktivitis).

Mittel der Wahl:
- **Neugeborene:** Keine Antibiotika bei leichter, auf die Augenwinkel beschränkter Sekretion; Erythromycin-Augensalbe bei deutlicher eitriger Sekretion, Rötung und granulärer Infiltration; bei Nachweis von Chlamydia trachomatis Erythromycin, 50 mg/kg/Tag p. o. über 14 Tage, bei Nachweis anderer Erreger wird nach Antibiogramm behandelt (topisch oder systemisch). Frühgeborene erhalten eine systemische intravenöse Therapie. Zu Gonorrhö siehe S. 106.
- **Ältere Kinder:** Zur lokalen Behandlung reichen oft Antiseptika aus, z. B. Betaisodona. Wenn Antibiotika verordnet werden, dann möglichst solche, die systemisch nicht angewendet werden (Bacitracin, Polymyxin).

Alternative: Lokal Antibiotika nach Erreger.

Prophylaxe: Gegen die bewährte Credé-Prophylaxe werden zunehmend Vorbehalte geäußert. Als Alternative kann 1 %ige Oxytetracyclin-Salbe empfohlen werden, einmalig post natum. Wichtig sind Abstriche zur sofortigen Gramfärbung und Untersuchungen u. a. auf Chlamydia trachomatis.

Krupp

Häufigste Erreger: Parainfluenza- (meist Typ 1), Influenza-, Respiratory syncytial- und Rhinoviren, seltener Masern-, Varicella-Zoster- und Epstein Barr-Viren. Eine bakterielle Ätiologie (S. aureus, H. influenzae, M. catarrhalis, Streptokokken) ist sehr selten.

Mittel der Wahl: Kein Antibiotikum. Beruhigung, Frischluft, Dexamethason (0,15–0,6 mg/kg i. m. oder per os) oder anderes Kortikosteroid (Prednisolon, 1–2 mg/kg per os oder auch rektal) in wirkungsäquivalenter Dosis, Epineph-rin (Infectokrupp®).

Alternative: Ampicillin-Sulbactam, Amoxicillin-Clavulansäure.

Bemerkungen: Auf Grund der ungewissen Prognose ist immer eine statio-näre Einweisung zu erwägen. Bisher gibt es keine sicheren Beweise, daß Luftverunreinigungen ätiologisch eine wesentliche Bedeutung haben. Über Epiglottitis siehe S. 105. Bei Kleinkindern mit häufig rezidivierendem Krupp (spasmodischer Krupp) sollten ätherische Öle (Eukalyptus, Menthol, Kiefer- und Fichtennadelöl) wegen des Risikos eines Laryngospasmus gemieden werden.

Kryptokokkose

Häufigste Erreger: C. neoformans var. neoformans und var. gatti (in Europa selten).

Mittel der Wahl: Amphotericin B, 0,5–1 mg/kg/Tag, plus Flucytosin, 100 mg/kg/Tag, über 4–6 Wochen bzw. bis im Liquor keine Pilze mehr nach-weisbar sind. Anschließend muß bei immundefizienten Patienten mit disse-minierter Infektion eine lebenslange Rezidivprophylaxe mit Fluconazol, 3 mg/kg/Tag p. o., erfolgen.

Alternative: Liposomales Amphotericin B, Fluconazol, Itraconazol. Bei gu-ter Prognose, z. B. bei isoliertem Lungenbefall, kann eine Monotherapie mit Fluconazol versucht werden.

Bemerkungen: Im Kindesalter gibt es bisher nur minimale Therapieerfah-rungen. Deshalb am besten immer Infektiologen konsultieren. Zur Therapie-überwachung werden Drug monitoring (Flucytosin) und Kryptokokken-Anti-gen-Test empfohlen.

Legionellose

Häufigste Erreger: L. pneumophila, seltener L. micdadei, L. bozemanii, L. dumoffii, L. feeleii und andere Spezies.

Mittel der Wahl: Neue Makrolide, z. B. Azithromycin, 10 mg/kg/Tag p. o. Eine Kombination mit Rifampicin kann sinnvoll sein. Bei schweren Formen und bei nosokomialen Pneumonien muß an Mischinfektionen mit Staphylokokken und gramnegativen Bakterien gedacht werden.

Alternative: Erythromycin, 50 mg/kg/Tag, max. 2–4 g/Tag, initial i. v. plus Rifampicin bei schweren Formen.

Dauer: 10–14 (–21) Tage.

Bemerkungen: Die Legionellose ist im Kindesalter selten. Bei Krankenhausinfektionen sind Wasserreservoire zu überprüfen. Erhitzen des Wassers > 70 °C für 5–30 Minuten tötet die Legionellen. Eine Isolierung ist nicht notwendig (keine Übertragung von Mensch zu Mensch).

Leptospirose

Häufigste Erreger: L. interrogans mit etwa 200 Serovaren in 23 Serogruppen (u. a. Serovar icterohaemorragiae).

Mittel der Wahl: Penicillin G, 100 000 IE/kg/Tag, max. 6 Mio IE/Tag, über 7–10 Tage.

Alternative: Tetracycline, Erythromycin.

Bemerkungen: Die Wirkung der antibiotischen Behandlung ist bei verspätetem Beginn (etwa nach dem 3. Krankheitstag) unsicher. Bei kurzfristigem, hohem Expositionsrisiko können Erwachsene 1 × 200 mg Doxycyclin/Woche per os erhalten. Bei Kinder gibt es keine entsprechenden Erfahrungen.

Listeriose

Häufigste Erreger: L. monocytogenes, seltener L. ivanovii. Die wichtigsten Serovare sind 4b, 1/2a und 1/2b.

Mittel der Wahl: Ampicillin, 200–300 mg/kg/Tag (Erwachsene > 6 g/Tag), + Gentamicin, 3 mg/kg/Tag, jeweils i. v. Nach eindeutiger klinischer Besserung kann die Behandlung p. o. (Amoxicillin) fortgesetzt werden.

Alternative: Co-trimoxazol, Rifampicin.

Dauer: Sepsis 2 Wochen, Meningitis mindestens 3 Wochen, Endokarditis 6–8 Wochen; Gentamicin nur 2 Wochen.

Bemerkungen: Es gibt keinen verläßlichen serologischen Test. Bei der Beurteilung eines Grampräparates können Listerien als grampositive kokkoide Stäbchen oder Kokken fehlgedeutet werden; in der Blutkultur manchmal Fehlinterpretation als Diphtheroide. Deshalb bei geringstem Verdacht Kulturen von Blut, Zervix- und Plazentaabstrichen anlegen.

Bei fortgeschrittener Infektion ist die Therapie schwierig (Erreger liegen intrazellulär). Die Letalität ist auch heute noch hoch.

Lyme-Borreliose

Häufigste Erreger: B. burgdorferi. In Mitteleuropa unterscheidet man 3 Genotypen: B. burgdorferi sensu strictu, B. garinii, B. afzelii. Die Hauptvektoren sind in Mitteleuropa Ixodes ricinus (Holzbock) und in Nordamerika I. scapularis (auch Vektor für humane Ehrlichiose) und I. pacificus.

Mittel der Wahl und Alternative:

Tabelle 5.5 Mittel der Wahl und Alternative bei Lyme-Borreliose

	Mittel der Wahl (mg/kg/Tag)	Alternative (mg/kg/Tag)
Erythema migrans	Amoxicillin, 50 p. o., Cefuroximaxetil, 20–30 p. o., jeweils mind. 10 Tage	Doxycyclin, 2 p. o., Makrolide, jeweils mind. 10 Tage, Azithromycin mind. 6 Tage
Lymphozytom	idem, 28 Tage	idem, 28 Tage
Neuroborreliose (Fazialisparese etc.), Arthritis, Karditis	Cefotaxim, 200, max. 6 g/Tag, oder Ceftriaxon, 50, max. 2 g/Tag, 14 Tage, chron. Arthritis 21 Tage	Penicillin G, 500 000 IE/kg/Tag in 4 ED (max. 12 Mio IE/Tag), 14 Tage; chron. Arthritis: Roxithromycin + Co-trimoxazol, Doxycyclin

Bemerkungen: Jede Lyme-Borreliose sollte so früh wie möglich behandelt werden. Ein Zeckenstich ist jedoch keine Indikation für eine antibiotische Behandlung. Die Durchseuchung von Ixodes ricinus mit B. burgdorferi beträgt in Mitteleuropa bis zu 30 %. Die Infektionsrate durch den Stich einer infizierten Zecke wird mit etwa 10 % angegeben. Die Wahrscheinlichkeit einer Erkrankung an einer Lyme-Borreliose liegt aber nur zwischen 2 und 4 % nach Stich durch eine infizierte Zecke.

Malaria

Siehe S. 145.

Masern

Erreger: Masernvirus. Für die bakterielle Sekundärinfektion sind meistens Streptokokken einschließlich S. pneumoniae, Staphylokokken und H. influenzae verantwortlich.

Mittel der Wahl: Kein Virustatikum (evtl. Ribavirin). Bei bakterieller Sekundärinfektion Ampicillin-Sulbactam oder Amoxicillin-Clavulansäure.

Alternative: Cephalosporine.

Mastoiditis

Häufigste Erreger: Im akuten Stadium Streptokokokken einschließlich S. pneumoniae, H. influenzae, S. aureus; im chronischen Stadium auch P. aeruginosa, Enterobacteriaceae und Anaerobier.

Mittel der Wahl: Cefotiam oder Cefuroxim (+Gentamicin), Ampicillin-Sulbactam, Amoxicillin-Clavulansäure. Immer Otologen konsultieren: Operation stets erforderlich.

Alternative: Liquorgängige Cephalosporine Gruppe 3, Vancomycin.

Bemerkungen: Bei akuter Mastoiditis immer eine Lumbalpunktion durchführen. Eine „okkulte" Mastoiditis erfordert häufig frühzeitig eine beidseitige Mastoidektomie. An Penicillin-resistente Pneumokokken denken.

Meningitis, bakterielle

Häufigste Erreger:
- **Säuglinge** ≤ **6. LW:** E. coli und andere Enterobacteriaceae, S. agalactiae (B-Streptokokken), Listerien, seltener Enterokokken, Staphylokokken und Pseudomonas.

- **Kinder** > **6. LW:** N. meningitidis, S. pneumoniae, seltener H. influenzae Typ B, Staphylokokken, Enterobacteriaceae und P. aeruginosa (z. B. nach neurochirurgischen Operationen oder bei immundefizienten Kindern). Sonderformen sind die Neuroborreliose (S. 115), die tuberkulöse Meningitis und die Listeriose.

Mittel der Wahl:
- **Säuglinge** ≤ **6. LW:**   Cefotaxim + Ampicillin (+ Gentamicin).
- **Kinder** > **6. LW:**   Cefotaxim, Ceftriaxon (beide sind unwirksam gegen Enterokokken und Listerien); bei Penicillin-resistenten Pneumokokken mit MHK > 0,5 mg/l Vancomycin + Rifampicin.

Alternative:
- S. agalactiae: Penicillin G + Gentamicin;
- Enterobacteriaceae: Cefotaxim + Gentamicin;
- Pseudomonas: Ceftazidim + Tobramycin;
- Listerien: Ampicillin + Gentamicin;
- Staphylokokken: Vancomycin oder Flucloxacillin (+ Gentamicin) oder Fosfomycin;
- N. meningitidis und S. pneumoniae (Penicillin-sensibel): Penicillin G.
- Bei Gentamicinresistenz Amikacin wählen.

Beim Einsatz weiterer Antibiotika ist auch deren Liquorgängigkeit zu berücksichtigen.

Dosierung (mg/kg/Tag): (Tabelle 5.6). Ein Drug monitoring ist bei Einsatz von Aminoglykosiden und Vancomycin anzustreben. Bei Einmalgabe von Aminoglykosiden werden die Talspiegel gemessen.

Dauer: Neugeborenen-Meningitis mindesten 14 Tage, Meningokokken-Meningitis mindestens 4 Tage, H. influenzae- und Pneumokokken-Meningititis und Meningitis unklarer Ätiologie mindestens 7 Tage.

Zusätzliche Therapie: Dexamethason ab 7. LW, 2 × 0,4 mg/kg/Tag, vor der initialen Antibiotikagabe bei H. influenzae- und Pneumokokken-Meningititis, über 2 Tage.

Hirnabszeß: Häufigste Erreger sind Streptokokken, Staphylokokken und Anaerobier. Behandlung mit Cefotaxim + Metronidazol (+Vancomycin oder Flucloxacillin oder Fosfomycin), als Alternative Chloramphenicol.

Prophylaxe (bei Meningokokken- und H. influenzae-Infektion): Indexpatient vor der Entlassung und Kontaktpersonen erhalten Rifampicin, 20 mg/kg/Tag p. o. 30–60 Minuten vor der Mahlzeit, max. 1200 mg/Tag (Meningokokken-Infektion) bzw. 600 mg/Tag (H. influenzae-Infektion), Säuglinge im 1. LM 10 mg/kg/Tag. Dauer: 2 Tage bei Meningokokken-Exposition bzw.

Tabelle 5.6 Dosierung bei bakterieller Meningitis

Antibiotikum	1. LW (< 2000 g)	1. LW (> 2000 g)	2. LW– 12. LM	> 1. LJ (max. g/d)
Ampicillin	200	200–300	300	300 (16)
Cefotaxim	100	150–200	150–200	200 (8)
Ceftazidim	50–100	100–150	150–200	150–200 (8)
Ceftriaxon	–	–	100/75[1]	100/75[1] (4)
Fluxcloxacillin	150	150–200	200	200 (12)
Fosfomycin	100	100	100 (–250)	200–300
Gentamicin	4	5	5–7	5 (0,25)
Penicillin G (IE/kg)	150 000	250 000	500 000	500 000 (20 Mio/d)
Tobramycin	4	5	5	5 (0,25)
Vancomycin	20	(20–) 30	(30–) 50	50 (4)

[1] Ab 7. LW 1 × 100 mg/kg am 1. Tag, danach 1 × 75 mg/kg/Tag.

4 Tage bei H. influenzae-Exposition. Schwangere, stillende Mütter und Kontaktlinsenträger sollten anstelle von Rifampicin Ceftriaxon oder Ciprofloxacin (Kontaktlinsenträger) erhalten.

Kontaktpersonen (Meningokokken) sind Menschen mit engem Kontakt zum Indexpatienten, z. B. durch Mund-zu-Mund-Beatmung, Personen aus dem gleichen Haushalt sowie Kinder aus Krippen, Kindergärten und Wochenheimen und alle Personen, die 4 Stunden/Tag an 5 von 7 Tagen vor Erkrankungsbeginn mit dem Patienten zusammengelebt haben.

Als Kontaktpersonen bei einer H. influenzae-Exposition werden Erwachsene nur dann gerechnet, wenn sich im Haushalt des Indexpatienten mindestens eine Kontaktperson im Alter von < 4 Jahren befindet. Eine Prophylaxe in Kindereinrichtungen ist bei nicht gegen H. influenzae geimpften Kindern indiziert, wenn Kinder im Alter bis zu 24 Monaten betreut werden.

Bemerkungen: Bei jedem geringsten Verdacht auf eine bakterielle Meningitis ist eine Lumbalpunktion vorzunehmen, stets Gramfärbung (für eine perakute Meningokokkensepsis sind normale Zellzahlen und Nachweis von Bakterien typisch). Bei unklaren Befunden Wiederholung der Lumbalpunktion nach 24 Std. Bei Hautblutungen kann eine Effloreszenz skarifiziert werden, um auch hier im Ausstrich nach Erregern zu suchen.

Mononukleose, infektiöse

Erreger: Epstein Barr-Virus mit 2 Typen (EBV-1, EBV-2).

Mittel der Wahl: Keine virustatische Therapie möglich. Aciclovir bei Haarleukoplakie (im Kindesalter sehr selten). Keine Antibiotika, insbesondere keine Aminopenicilline.

Alternative: Bei schweren Formen Kortikosteroide. Eine Tonsillektomie sollte man möglichst zu vermeiden versuchen.

Osteomyelitis, septische Arthritis

Häufigste Erreger: S. aureus; seltener S. pyogenes, S. agalactiae (Neugeborene), H. influenzae Typ B (ersten 4 Lebensjahre), Bacillus Calmette-Guerin (nach BCG-Impfung), P. aeruginosa (nach Verletzungen, postoperativ, bei Immundefizienz), Enterobacteriaceae (Osteomyelitis im Becken und Wirbelkörper, Neugeborene, bei Immundefizienz), Anaerobier (Osteomyelitis im Kopf- und Beckenbereich, nach Bißverletzungen durch Menschen), Brucellen (Kinder aus endemischen Regionen: Türkei etc.), Salmonellen (Sichelzellanämie), Kingella kingae; Candida (Frühgeborene).

Mittel der Wahl und Alternative: (Tabelle 5.7). Nach Isolierung des Erregers und Bestimmung der MHK wird nach Antibiogramm behandelt. Die Applikation der Antibiotika erfolgt initial immer i. v. Eine Fortführung der Therapie per os zu Hause kann erwogen werden, wenn die klinischen Symptome deutlich gebessert sind, Erreger und MHK bekannt sind, keine Immundefizienz vorliegt, die Compliance gut ist und eine regelmäßige fachgerechte ambulante Betreuung gesichert ist.

Dauer: Mindestens 3 Wochen. Bei einem frühzeitigen Beginn einer wirksamen Therapie kann eine Knochendestruktion oft verhindert werden – röntgenologische Zeichen einer Osteomyelitis fehlen dann –, so daß die Behandlung meistens schon nach 3 Wochen beendet werden kann. Im anderen Fall beträgt die Dauer im allgemeinen 6 Wochen (die Blutsenkungsreaktion kann manchmal noch leicht erhöht sein). Gentamicin und Tobramycin: 10 (–14) Tage.

Zusätzliche Therapie: Ruhigstellung für etwa 1 Woche. Kinderchirurg konsultieren. Die Gabe von lokalen Antibiotika ist überflüssig.

Bemerkungen: Osteomyelitis und septische Arthritis (S. 93) erfordern eine optimale mikrobiologische Diagnostik (Blutkulturen, Gelenkpunktion, immer MHK bestimmen) und eine adäquate antibiotische Therapie. Bei einer atypi-

Tabelle 5.7 Mittel der Wahl und Alternative bei Osteomyelitis und septischer Arthritis

Erreger	Mittel der Wahl	Alternative
Unbekannte Erreger (Säuglinge < 3. LM und immundefiziente Kinder)	Cefuroxim, 150–200 mg/kg/Tag, oder Cefotiam + Gentamicin	Clindamycin, 40 mg/kg/Tag, + Cefotaxim, 150 mg/kg/Tag, oder Ceftazidim
Unbekannte Erreger (Kinder ≥ 3. LM)	Cefotiam oder Cefuroxim	Clindamycin + Cefotaxim oder Ceftazidim, Aminopenicillin-Betalaktamase-Inhibitor-Kombination
S. aureus	Cefotiam oder Cefuroxim	Clindamycin, Flucloxacillin
H. influenzae	Cefotiam oder Cefuroxim	Cefotaxim
P. aeruginosa	Ceftazidim + Tobramycin	Carbapeneme, Ciprofloxacin
Streptokokken, Gonokokken	Penicillin G	Cefotaxim
Anaerobier	Penicillin G	Clindamycin, Metronidazol

schen klinischen Symptomatik, z. B. im Säuglingsalter (!), wird zu selten an die akute Osteomyelitis gedacht (Risiko: Sekundär chronische Osteomyelitis). Bei Arthritis Lyme-Borreliose ausschließen.

Otitis media

Definitionen:

- **Akute Otitis media (AOM):** Mindestens ein klinisches Symptom von Otalgie, Ziehen oder Reiben am Ohr, Fieber, akuter Hörverlust, Infektion der oberen Atemwege plus mindestens ein otoskopisches Symptom von Hyperämie, Vorwölbung, verminderte Beweglichkeit des Trommelfells, Otorrhoe < 24 Stunden ohne Otitis externa plus Nachweis eines Ergusses (Tympanometrie).
- **Seromukotympanon oder Otitis media mit Erguß (OME):** Nachweis eines Ergusses ohne klinische und otoskopische Befunde einer Entzündung wie Fieber, Schmerzen etc.
- **Rezidivierende Otitis media:** Otitis media mit 3 Erkrankungen in 6 Monaten oder 4 Episoden in einem Jahr.
- **Chronische Otitis media:** Langanhaltende Otitis media mit perforiertem Trommelfell und eitriger Sekretion > 2 Monate.

- **Akute Otitis media:** S. pneumoniae und H. influenzae – meist unbekapselte Stämme – (50–60 %), M. catarrhalis, S. pyogenes und S. aureus (etwa 20 %), kein Erregernachweis – Viren, M. pneumoniae – (etwa 25 %). Bei Neugeborenen und immundefizienten Kindern kommen häufiger E. coli und andere Enterobacteriaceae, P. aeruginosa und Staphylokokken vor. Bei stationär eingewiesenen Kindern mit einer AOM lassen sich bis zu 50 % S. aureus nachweisen!
- **Seromukotympanon:** Dieselben Erreger wie bei AOM.
- **Chronische Otitis media:** P. aeruginosa (60–90 %), E. coli, P. vulgaris und andere Enterobacteriaceae, S. aureus (10–20 %) und andere Bakterien der AOM, grampositive und gramnegative Anaerobier (häufig aerobe-anaerobe Mischinfektion).

Tabelle 5.8 Antibiotikaauswahl zur kalkulierten Therapie bei Otitis media

Antibiotikum	S. pneumoniae	H. influenzae	M. catarrhalis	S. pyogenes	S. aureus
Penicillin V	+	–	–	+	–
Amoxicillin	+	+	–	+	–
Aminopenicillin-Betalaktamase-Hemmer[1]	+	+	+	+	+
Makrolide[2]	+	±	+	+	±
Cephalosporine Gruppe 2[3]	+	+	+	+	+
Cephalosporine Gruppe 3[4]	–	+	+	+	+

+ wirksam, ± eingeschränkt wirksam, – häufig unwirksam

[1] Zu den Aminopenicillin-Betalaktamase-Hemmer-Kombinationen gehören Ampicillin-Sulbactam (Sultamicillin) und Amoxicillin-Clavulansäure.

[2] Azithromycin und Clarithromycin sind gegen H. influenzae am stärksten wirksam.

[3] Zu den Oralcephalosporinen der Gruppe 2 gehören Cefuroximaxetil und Loracarbef (für Loracarbef fehlen jedoch Studien unter hiesigen Bedingungen).

[4] Zu den Oralcephalosporinen der Gruppe 3 zählen Cefpodoximproxetil (besitzt eine inkonstante Staphylokokken-Aktivität), Cefixim, Ceftibuten und Cefetamet.

Amoxicillin. Wenn nach 48 (–72) Stunden nach Beginn der Behandlung keine eindeutige Besserung eingetreten ist, sollte auf ein Antibiotikum aus der Gruppe der Alternative (Cefuroximaxetil etc.) umgesetzt werden (siehe Bemerkungen). Bei Verdacht auf Penicillin-resistente Pneumokokken (Kinder nach Rückkehr aus Spanien, Frankreich, USA etc.) sollte mit Amoxicillin in hoher Dosierung, 80–90 mg/kg/Tag p. o., oder mit Ceftriaxon, 1 × 50 mg/kg/Tag i. v., behandelt werden. (Tabelle 5.8)

Alternative: Cephalosporine Gruppe 2, Ampicillin-Sulbactam p. o., Amoxicillin-Clavulansäure p. o., Makrolide. Bei Säuglingen in den ersten 6 Lebenswochen und bei immundefizienten Patienten ist möglichst ein Erregernachweis mit Antibiogramm anzustreben.
Penicillin G oder V, Oralcephalosporine der Gruppe 3 (außer Cefpodoximproxetil), Co-trimoxazol und Tetracycline sind nicht zu empfehlen!

Dauer: 7–10 Tage. Die Wirksamkeit einer verkürzten Therapie ist durch klinische Studien nicht ausreichend belegt. Lediglich die 3-Tage-Therapie mit Azithromycin ist etabliert.

Lokale Anwendung von Antibiotika: Keine; evtl. bei Trommelfelldefekt; bei chronischer Otitis s.u.

Seromukotympanon (Otitis media mit Erguß): Hohe Spontanheilungsrate (75–95 %). Für gute Belüftung des Mittelohres (Parazentese, Politzern) sorgen. Eine antibiotische Behandlung ist nur ausnahmsweise indiziert, z. B. wenn die Kinder wegen einer OME zuvor noch nicht mit einem Antibiotikum behandelt worden sind. Versagt diese Therapie und besteht eine chronische OME **mit** Schalleitungsstörung (> 30 dB) oder werden kurzfristig rezidivierende Ergüsse diagnostiziert, kann ein Paukenröhrchen eingesetzt und/oder eine Adenotomie vorgenommen werden. Die Komplikationsrate der Tympanostomie mit Paukenröhrchen ist nicht gering, so daß Zurückhaltung geboten erscheint. Sekretolytika sowie Antihistaminika und Kortikosteroide sind, außer bei einer allergischen Entzündung, nicht indiziert.

Chronische Otitis media: Auch beim Kind werden 2 Formen der chronischen Otitis media beobachtet, die chronische Schleimhauteiterung bei persistierender zentraler Trommelfellperforation und das Cholesteatom als chronisch-eitrige Mittelohrentzündung. Die chronische Otitis media erfordert eine HNO-ärztliche Diagnostik. Eine lokale (Polymyxin-Bacitracin, Kortikoid-Gentamicin-Salbe und ähnliches) oder systemische antibiotische Behandlung spielt insbesondere bei der akuten Exazerbation der chronischen Otitis media eine Rolle (Abstrich). Nach neueren Berichten scheint eine (ambulante) intravenöse antibiotische Therapie, z. B. mit Ceftazidim plus einer täglichen intensiven Ohrtoilette (Reinigung), bei diesen Kindern durchaus erfolgversprechend zu sein. Eine Indikation für eine Operation besteht bei einem Cholesteatom und bei der chronischen Otitis media mit persistierendem zentralen Trommelfelldefekt.

Prophylaxe: Bei Kindern mit einer rezidivierenden Otitis media kann eine Chemoprophylaxe versucht werden: Amoxicillin, 2 × 10 mg/kg/Tag p. o., oder Azithromycin, 1 × 10 mg/kg/Woche p. o., über 6 Monate. Immer ist für eine optimale Belüftung des Mittelohres zu sorgen und meistens ist eine Adenotomie anzuraten (Erregerreservoir). Dagegen ist vor einer Tympanostomie mit Einlegen eines Paukenröhrchens Zurückhaltung geboten. Impfungen gegen S. pneumoniae und Influenza sind zu empfehlen, die Impfung gegen H. influenzae ist jedoch ohne großen Nutzen. Bei ausgewählten Kindern in den ersten 2 Lebensjahren kann evtl. eine Immunprophylaxe mit speziellem RSV-Immunglobulin (Palivizumab®) sinnvoll sein.

Bemerkungen: Die akute Otitis media kommt vorwiegend bei Kindern vor. Etwa 40 % aller Antibiotika-Verschreibungen in den ersten 10 Lebensjahren entfallen auf die AOM, obwohl die Selbstheilungsrate mit 70–80 % sehr hoch ist. Solange es keine Möglichkeit gibt, Patienten mit einer Selbstheilung von denen zu unterscheiden, die Komplikationen oder Folgekrankheiten entwickeln können, sollte die Indikation zur antibiotischen Behandlung auch weiterhin eher großzügig gestellt werden. Bei Vorliegen von Risikofaktoren (ersten 2 Lebensjahre, schwere Grundkrankheiten, Influenza, häufige Rezidive etc.) sowie des Vollbildes der AOM sind alle Kinder anitbiotisch zu behandeln. Im anderen Fall kann auf eine antibiotische Therapie verzichtet werden, wenn das Kind nach 24–48 (–72) nachuntersucht wird, um noch rechtzeitig entscheiden zu können, ob nicht doch eine antibiotische Therapie eingeleitet werden sollte. Bei der Auswahl der Antibiotika ist die gezielte antibakterielle Therapie der kalkulierten vorzuziehen. Da erstere hierzulande aber kaum möglich ist, sollte immer auch an eine Staphylokokken-Ätiologie gedacht werden. Daher ist rechtzeitig ein Oralcephalosporin der Gruppe 2 (Cefuroximaxetil) einzusetzen. Komplikationen (Mastoiditis, Coxitis, Meningitis etc.) und stationäre Einweisung wegen Therapieversagens sind fast immer Folge einer inadäquaten Ersttherapie und erhöhen die Gesamtkosten der Therapie erheblich.

Pedikulose

Häufigste Erreger: Pediculus capitis (Kopflaus), P. vestimentorum (Kleiderlaus), P. pubis (Filzlaus).

Mittel der Wahl: Permethrin (Infectopedicul®).

Alternative: Pyrethrumextrakte (Goldgeist forte®), Lindan, Allethrin (Jacutin N®), Malathion.

Peeritonitis

Häufigste Erreger:
- **Primäre Peritonitis:** Streptokokken, S. aureus, Enterobacteriaceae; auch an H. influenzae, Yersinien, Anerobier, Viren denken. Die primäre Pneumokokken-Peritonititis ist selten.

- **Sekundäre Peritonitis:** E. coli und andere Enterobacteriaceae, Bacteroides, Clostridien, Enterokokken, Pseudomonas. Häufig Mischinfektion – nicht selten sogar mehr als 2 Erreger –, d. h., der nachgewiesene Keim darf nicht für den alleinigen Erreger gehalten werden.
- **Bei Peritonealdialyse ($>$ 100 Leukozyten/µl, $>$ 50 % Granulozyten):** S. aureus, S. epidermidis, P. aeruginosa, Enterobacteriaceae; 20 % steril.

Mittel der Wahl: Cefotaxim oder Ceftazidim + Metronidazol (+ Gentamicin). Bei **Peritonealdialyse-Peritonitis** Antibiotika einmalig systemisch verabfolgen, z. B Vancomycin (1 × 15 mg/kg i. v.) oder Teicoplanin (1 × 10 mg/kg i. v.) + Gentamicin, und über 14 Tage lokal in das Dialysat geben: 25 mg Vancomycin/l Dialysat oder 20 mg Teicoplanin/l und 4–5 mg Gentamicin oder Tobramycin/l oder 25 mg Amikacin/l; evtl auch 20 mg Ampicillin/l, 10 mg Clindamycin/l. Bei Tunnelinfektion ist eine i. v. Therapie erforderlich.

Alternative: Carbapeneme (+ Gentamicin), Betalaktamase-Hemmer-Kombination.

Zusätzliche Therapie: Immer Beseitigung der Infektionsquelle, Entfernung der toxischen Produkte und intensivmedizinische Maßnahmen (chirurgische Sanierung, Spülungen, Entlastung des Magen-Darm-Traktes, Infusionen etc.).

Bemerkungen: Stets Grampräparat anfertigen und aerobe und anaerobe Kulturen aus Blut und Peritonealflüssigkeit anlegen. Kinderchirurg konsultieren. Eine intraperitoneale Gabe von Antibiotika ist überflüssig.

Pest

Erreger: Yersinia pestis.

Mittel der Wahl: Tetracyclin, 30–40 mg/kg/Tag, Streptomycin, 30 mg/kg/Tag i. m., oder Gentamicin, 7,5 mg/kg/Tag i. v.

Alternative: Chloramphenicol.

Prophylaxe: Bei Kontakt zu Kranken mit Lungenpest oder zu Blut, Eiter und Ausscheidungen von Pestpatienten Tetracyclin oder Gentamicin oder Chloramphenicol in obiger Dosierung über 7 Tage.

Bemerkungen: Die Pest kommt nach wie vor noch in mehreren Ländern vor (USA, Mexiko, Rumänien, Südostasien etc.). In Endemiegebieten erfolgt die Infektion über Flöhe und Haustiere, bei Lungenpest direkt von Mensch zu Mensch. Jeder Patient und jeder Verdachtsfall müssen umgehend in eine Spezialklinik mit Isolierstation eingewiesen werden.

Phlegmone

Häufigste Erreger: S. pyogenes, S. aureus, seltener H. influenzae und Enterobacteriaceae.

Mittel der Wahl: Cefotiam oder Cefuroxim (+ Gentamicin), Cefuroximaxetil.

Alternative: Aminopenicillin-Betalaktamase-Hemmer p. o. oder i. v.

Pneumonie

Häufigste Erreger:

- **Neugeborenen-Pneumonie:** S. agalactiae, Staphylokokken, Enterobacteriaceae, seltener S. pneumoniae, P. aeruginosa, L. monocytogenes; Viren einschließlich Herpesviren; Pneumocystis carinii.
- **Ambulant erworbene Pneumonie:** S. pneumoniae (beachte Penicillin- und Makrolidresistenz), H. influenzae (meist unbekapselte Stämme), M. catarrhalis, Mycoplasma pneumoniae, Chlamydien, weiterhin B. pertussis; Viren (häufig). In den ersten Lebensmonaten auch Chlamydia trachomatis und Ureaplasma urealyticum, in den ersten 2–3 Lebensjahren auch S. aureus.
- **Nosokomiale Pneumonie:** In der 1. Woche des stationären Aufenthaltes ähnelt das Erregerspektrum weitgehend dem der ambulant erworbenen Pneumonie. Ab 2. Woche Staphylokokken, P. aeruginosa, Enterobacteriaceae, seltener S. pneumoniae, H. influenzae, L. pneumophila; Viren (selten); C. albicans, Aspergillus.
- **Pneumonie bei Immundefizienz:** Staphylokokken, P. aeruginosa, „Opportunisten", seltener bakterielle Erreger wie bei ambulant erworbener Pneumonie; Viren einschließlich Herpesviren, C. albicans, Aspergillus und andere Pilze (z. B. Pneumocystis carinii), Parasiten.
- **Abszedierende Pneumonie:** S. aureus, seltener S. pneumoniae, H. influenzae, grampositive und gramnegative Anaerobier, Enterobacteriaceae.
- **Aspirationspneumonie:** Bacteroides, Peptostreptokokken, Peptokokken und andere Anaerobier, Streptokokken, seltener auch Erreger der nosokomialen Pneumonie.

Tabelle 5.9 Mittel der Wahl und Alternative bei Pneumonie

Pneumonie	Mittel der Wahl	Alternative
Neugeborenen-Pneumonie	Cefotaxim oder Ceftazidim + Gentamicin (oder Amikacin)	Cephalosporine Gruppe 2/3 + Ampicillin oder Piperacillin
Ambulant erworbene Pneumonie	Aminopenicillin (+ Betalaktamase-Hemmer), Oralcephalosporine, Makrolide	Cephalosporine Gruppe 2/3 ± Makrolide
Nosokomiale Pneumonie, Beatmungspneumonie	Cephalosporine Gruppe 2/3 + Aminoglykosid	Carbapeneme, Fluconazol
Aspirationspneumonie	Aminopenicillin-Betalaktamase-Hemmer, Cefotaxim + Clindamycin	Carbapeneme, Piperacillin-Tazobactam
Pneumonie bei Immundefizienz	Ceftazidim + Aminoglykosid (+ Antimykotikum)	Ceftazidim oder Carbapenem + Glykopeptid ± Antimykotikum; Makrolide, Ciprofloxacin
Abszedierende Pneumonie, Pleuropneumonie	Cefotiam o. Cefuroxim (+ Gentamicin)	Clindamycin, Glykopeptide, Carbapeneme

Tabelle 5.10 Mittel der Wahl und Alternative bei Pneumonieerregern

Erreger (siehe Kapitel 4)	Mittel der Wahl	Alternative
Anaerobier	Clindamycin	Carbapeneme, Metronidazol
Chlamydien, M. pneumoniae	Makrolide	Doxycyclin
Enterobacteriaceae	Cefotaxim oder Ceftazidim oder Ceftriaxon (+ Aminoglykosid)	Carbapeneme
H. influenzae	Aminopenicilline (+ Betalaktamase-Hemmer)	Cephalosporine Gruppe 2/3
L. pneumophila	Erythromycin (+ Rifampicin)	Neue Makrolide, Doxycyclin

Tabelle 5.10 Fortsetzung

Erreger (siehe Kapitel 4)	Mittel der Wahl	Alternative
M. catarrhalis	Aminopenicilline + Betalaktamase-Hemmer	Cephalosporine Gruppe 2/3
P. aeruginosa	Ceftazidim + Tobramycin	Piperacillin (+ Tazo-bactam), Carbapeneme, Ciprofloxacin
S. aureus (et epidermidis)	Flucloxacillin, Cefotiam, Cefuroxim	Vancomycin, Teico-planin, Fosfomycin
S. pneumoniae, S. pyogenes	Penicillin G, V	Cephalosporine
S. pneumoniae, Penicillin-resistent	Cefotaxim oder Cef-triaxon; Penicillin G, 150000–250000 IE/kg/Tag	Vancomycin, Teicoplanin
C. albicans	Amphotericin B (+ Flucytosin)	Fluconazol
Aspergillus	Amphotericin B (+ Flucytosin)	Itraconazol
Pneumocystis carinii	Trimethoprim-Sulfon-amid-Kombination	Pentamidin, Dapson, Atovaquone (Mepron®)
Viren		
– CMV	Ganciclovir	Foscarnet
– HSV	Aciclovir	Foscarnet
– Influenza	Amantadin/Rimantadin	Zanamivir
– RSV	Ribavirin	–
– VZV	Aciclovir	Brivudin, Famciclovir, Valaciclovir

Ambulant erworbene Pneumonie: Die Mehrzahl der Kinder kann ambulant behandelt werden. Säuglinge im ersten Lebenshalbjahr, schlechte Compliance, unzureichende häusliche Pflege und schwere Pneumonien sind Indikationen für eine rechtzeitige stationäre Einweisung.
Bewährt haben sich zwei Therapieformen:
• Aminopenicillin (± Betalaktamase-Hemmer) oder Staphylokokken-wirksames Oralcephalosporin und bei Unwirksamkeit auf ein Makrolid umsetzen bzw. mit einem Makrolid kombinieren.
• Beginn mit einem Makrolid (bei Kindern über 9 Jahre auch Doxycyclin p. o.) und evtl. Umsetzen auf ein Aminopenicillin oder Staphylokokken-wirksames Oralcephalosporin bzw. kombinieren mit einem von diesen.

Bei Kleinkindern sollte eher die erste Variante bevorzugt werden, bei Kindern ab 5 Jahre die zweite.

In den ersten Lebensmonaten immer an eine Infektion mit Chlamydia trachomatis denken (afebril, pertussiformer Husten), Erythromycin p. o.

Viruspneumonie: Sie ist nur selten kausal behandelbar. Kinder mit einer Viruspneumonie durch respiratorische Viren sind häufig nur leicht krank und bedürfen nicht unbedingt einer sofortigen antibiotischen Behandlung (48 Stunden beobachten).

Nosokomiale Pneumonie: Die Antibiotikaauswahl muß nicht nur den vermutlichen Erreger (Dauer des bisherigen stationären Aufenthaltes), sondern auch die lokale Resistenzsituation berücksichtigen. Die antimikrobielle Therapie sollte so bald wie möglich auf Gaben p. o. umgesetzt werden. Immer auch an Fremdkörperaspiration (Erdnuß, Plastikspielzeug) denken.

Abszedierende Pneumonie, Pleuropneumonie: Stationäre Behandlung. Pleurapunktion, evtl. wiederholen. Grampräparat anfertigen. Bei Erfolglosigkeit der Punktion, eitrigem Erguß, großem Erguß (Verdrängung der Mediastinalorgane, Erguß > 1 cm im Röntgenbild bei Säuglingen bzw. > 2 cm bei älteren Kindern) oder Spannungspneumothorax ist eine Saugdrainage mit einem weitlumigen Katheter anzulegen.

Applikation der Antibiotika: Möglichst per os, im Neugeborenenalter i. v., bei schweren Formen i. v. und sobald wie möglich auf p. o. umsetzen.
Eine **lokale** Gabe, z. B. als 1 %ige Oxacillinlösung bei einer Saugdrainage, ist nicht unbedingt notwendig. Keine Antibiotika vernebeln.

Dauer der antibiotischen Therapie: Im allgemeinen 3 (–5) Tage nach der Entfieberung, bei Mykoplasmen- und Legionellen-Pneumonie mindestens 10 Tage, bei abszedierender Pneumonie mindestens 3 Wochen.

Bemerkungen: Die Pneumonie ist trotz moderner diagnostischer und therapeutischer Möglichkeiten immer noch als eine schwere Infektionskrankheit einzuordnen. Deshalb sollten Blutkultur, ausgewählte serologische Untersuchungen, bei Schulkindern evtl. auch Sputumuntersuchungen etc. vorgenommen werden. Stets auch an Keuchhusten und Tuberkulose denken. Keine zu späte stationäre Einweisung!

Q-Fieber

Erreger: Coxiella burnetii.

Mittel der Wahl: Doxycyclin über 14–21 Tage. Bei Endokarditis Rifampicin + Doxycyclin oder Co-trimoxazol, evtl. Klappenersatz, Antibiotika mindestens 1 Jahr geben.

Alternative: Rifampicin + Co-trimoxazol oder Doxycyclin.

Bemerkungen: Das Q-Fieber kommt immer wieder einmal auch hierzulande vor. Das Erregerreservoir sind Schafe, Ziegen, Rinder. Die häufigste klinische Form ist die Pneumonie.

Respiratory syncytial-Virusinfektion

Erreger: Respiratory syncytial-Virus.

Mittel der Wahl: Intensivmedizinische und symptomatische Therapie, Salbutamol + Ipratropiumbromid.

Alternative: Ribavirin, 60 mg/ml mittels Aerosol-Generator, 3 × 2 Stunden, über eine Haube inhalieren lassen. Dauer: 3–5 Tage. Siehe auch S. 66.

Indikationen: Säuglinge mit chronischer Lungenkrankheit (bronchopulmonale Dysplasie), angeborenem Herzfehler (mit vermehrtem Lungendurchfluß), Frühgeborene, Kinder mit Immundefizienz (z. B. immunsupprimierte Transplantatempfänger), onkologische Patienten während der aggressiven Chemotherapie.

Bemerkungen: Der Nutzen einer Ribavirin-Therapie ist nicht gesichert. Zudem ist diese Therapie technisch schwierig und nicht frei von Nebenwirkungen (Schwangere sollten keine derartig behandelten Kinder pflegen). Voraussetzungen für eine Ribavirin-Therapie sind Nachweis einer Respiratory syncytial-Virusinfektion, o. g. Indikation und Behandlungsbeginn innerhalb von 24 (–48) Stunden nach Auftreten der ersten Symptome.
Neuerdings steht mit Palivizumab (Synagis®) eine wirksame passive Immunprophylaxe zur Verfügung.

Ruhr

Häufigste Erreger: Shigella dysenteriae (Serogruppe A), S. flexneri (Gruppe B), S. boydii (Gruppe C), S. sonnei (Gruppe D).

Mittel der Wahl: Co-trimoxazol, 10 mg Trim./kg/Tag in 2 ED p. o., 5 Tage.

Alternative: Wegen hoher und zunehmender Resistenzraten am besten nach Antibiogramm behandeln (Aminopenicillin, Ciprofloxacin, Cefotaxim, Ceftriaxon). Besonders hoch sind die Resistenzraten bei im Ausland erworbenen Isolaten.

Bemerkungen: Der Nutzen der antibiotischen Behandlung ist in zahlreichen Studien belegt. Kinder mit einer Shigellose sollten daher – im Gegensatz zur Salmonellose – möglichst immer antibiotisch behandelt werden.

Scharlach

Erreger: S. pyogenes.

Mittel der Wahl: Penicillin G, V über 10 Tage (näheres S. 135).

Alternative: Oralcephalosporine Gruppe 1 oder 2, Makrolide.

Sepsis

Häufigste Erreger:
- **Kinder < 3. LM:** S. agalactiae, Enterobacteriaceae, Staphylokokken, seltener Enterokokken, P. aeruginosa, L. monocytogenes, B. fragilis, C. albicans. Viren einschließlich Herpes-Viren können ähnliche Krankheitsbilder verursachen.
- **Kinder ≥ 3. LM:** Staphylokokken, Streptokokken einschließlich S. pneumoniae, N. meningitidis, H. influenzae, Enterobacteriaceae.
- **Kinder mit Immundefizienz (Neutropenie etc.):** P. aeruginosa, S. aureus und Koagulase-negative Staphylokokken, Enterobacteriaceae, Streptokokken, Anaerobier, „Opportunisten", C. albicans und andere Pilze; Viren einschließlich Herpes-Viren, Protozoen.
- **Fremdkörpersepsis („Plastitis"):** S. aureus und Koagulase-negative Staphylokokken, P. aeruginosa, Acinetobacter, Enterobacteriaceae, Korynebakterien, C. albicans. Blutkultur aus Katheterlumen **und** aus peripherer Vene anlegen.

Mittel der Wahl und Alternative:

Tabelle 5.11 Antimikrobiotikakombinationen zur Behandlung einer Sepsis ohne Erregernachweis

Sepsisform	Mittel der Wahl	Alternative
Sepsis, Kinder < 3. LM	Ceftazidim oder Cefotaxim + Gentamicin oder anderes Aminoglykosid	Cephalosporin Gruppe 2/3 + Ampicillin oder Piperacillin, Carbapeneme
Sepsis, Kinder ≥ 3. LM	Cefotiam oder Cefuroxim + Gentamicin (oder Amikacin)	Ceftazidim (+ Flucloxacillin) + Tobramycin
Sepsis bei Immundefizienz	Ceftazidim + Tobramycin oder Glykopeptid	s. S. 132

Tabelle 5.11 Fortsetzung

Sepsisform	Mittel der Wahl	Alternative
Sepsis, ausgehend vom Urogenitaltrakt	Cefotaxim oder Ceftazidim + Aminoglykosid	Betalaktamase-Hemmer-Kombination + Aminoglykosid
Sepsis, ausgehend vom Intestinaltrakt	Cefotaxim oder Ceftazidim + Metronidazol (+ Gentamicin)	Betalaktamase-Hemmer-Kombination oder Carbapeneme (+ Gentamicin)
Fremdkörpersepsis („Plastitis")	Cefotiam oder Cefuroxim + Aminoglykosid	Cefotaxim oder Ceftazidim + Vancomycin oder Teicoplanin
Sepsis und Penicillinallergie	Cephalosporine + Gentamicin	–
Sepsis ohne Aminoglykoside	Cefotaxim oder Ceftazidim + Piperacillin	Ceftazidim + Sulbactam o. Glykopeptid
Sepsis mit Verdacht auf Pilzinfektion	Amphotericin B + Flucytosin	Fluconazol

Achtung: Cephalosporine wirken nicht gegen Enterokokken, Listerien und Bacteroides. Eine Kreuzallergie zwischen Penicillin und Cephalosporinen ist möglich, aber sehr selten. Um eine evtl. anaphylaktische Reaktion sofort behandeln zu können, ist bei Kindern mit einer Penicillinallergie, die Cephalosporine erhalten, in den ersten 24 Stunden eine Schocktherapie vorzubereiten.

Fremdkörpersepsis: Bei einer Kathetersepsis kann versucht werden, eine Hälfte der Tagesdosis als Bolus in 3 ED und die andere Hälfte als kontinuierliche, möglichst konzentrierte Infusion zu verabfolgen. Wenn nach etwa 7 Tagen kein Erfolg eingetreten ist, sollte der Katheter entfernt werden. Entsprechend ist bei anderen Formen einer Fremdkörpersepsis vorzugehen, wobei individuell entschieden werden muß, wann der Fremdkörper entfernt wird. Bei Kindern kann man damit oft wesentlich länger abwarten als bei Erwachsenen.

Dauer der antimikrobiellen Therapie: Im allgemeinen 7–10 Tage. Aminoglykoside möglichst nicht länger als 10 Tage geben. Wird die Diagnose „Sepsis" nicht bestätigt, sollten alle Antimikrobiotika sofort abgesetzt werden. Die i. v. Therapie sollte so früh wie möglich auf Gaben per os umgesetzt werden (Sequenztherapie).

Ceftazidim + Tobramycin
↓
nach 3 Tagen ohne Erfolg
↓
Ceftazidim + Vancomycin oder Teicoplanin + Fluconazol
↓
nach 3 Tagen ohne Erfolg
↓
Imipenem oder Meropenem + Vancomycin
oder Teicoplanin + Amphotericin B + Flucytosin
↓
nach 3 Tagen ohne Erfolg

Antimikrobiotika absetzen, Diagnose überprüfen (keine Infektion, Infektion durch seltene Erreger, mikrobiologisch schwer nachweisbare Erreger bzw. Infektion, Virusinfektion, Fremdkörper etc.), Tetracyclin o. Ciprofloxacin + Antimykotikum.

Achtung: Bei Patienten mit niedrigerem Risiko ($>$ 500 Neutrophile/mm^3 und Dauer $<$ 7 Tage) kann auch mit einer Monotherapie begonnen werden. Bei ätiologisch unklarem Lungeninfiltrat (Röntgen, Computertomographie), Patienten ohne Pilzprophylaxe und Patienten mit positiver Pilzkultur sollte die Kombination von Amphotericin B und Flucytosin bereits in der ersten Stufe eingesetzt werden. Bei Verdacht auf Infektion durch Anaerobier (abdominelle oder perianale Infektion etc.) Metronidazol zusetzen.

Begleittherapie:
- Beseitigung der Infektionsquelle.
- Für optimales Sauerstoffangebot sorgen, bei drohendem Schock intubieren und beatmen.
- Volumensubstitution: Im Schock 40 ml/kg in der ersten Stunde (salinische Lösungen, 20–30 ml/kg über 30 Minuten, Humanalbumin 5 % und Fresh-frozen Plasma, 5–10 ml/kg über 30 Minuten).
- Dopamin (2–5 μg/kg/Minute), Dobutamin (5–15 μg/kg/Minute), Noradrenalin (0,05–2 μg/kg/Minute), Adrenalin (0,01–2 μg/kg/Minute).
- Ausgleich der Homöostase.
- Prophylaxe und Therapie der Verbrauchskoagulopathie (Heparin, Fresh-frozen Plasma, Antithrombin III, Protein-C-Konzentrat, rekombinanter Gewebeplasminogenaktivator, Thrombozytensubstitution, Ulcusprophylaxe, parenterale Ernährung, Nierenersatztherapie.

Bemerkungen: Die Letalität der Sepsis ist im Kindesalter niedriger als im Erwachsenenalter, aber auch bei Kindern immer noch zu hoch. Deshalb mit breiter kalkulierter Therapie beginnen **und** immer intensive Erregersuche sowie ausgewählte serologische Untersuchungen einleiten. Für die Sensibilitätsprüfung von Bakterien MHK und evtl. auch MBK bestimmen lassen. Der

Agardiffusionstest (Blättchentest) ergibt zu häufig falsch negative oder falsch positive Befunde. Bei Einsatz von Antimikrobiotika mit geringer therapeutischer Breite, bei Nieren- und schweren Leberfunktionsstörungen ist u. U. ein Drug monitoring angezeigt (siehe Kapitel 8).

Sinusitis acuta

Häufigste Erreger: S. pneumoniae, H. influenzae, M. catarrhalis, seltener Streptokokken, Staphylokokken und Viren, weiterhin auch P. aeruginosa (z. B. bei zystischer Fibrose) und Aspergillus (bei immundefizienten Patienten).

Mittel der Wahl: Amoxicillin (siehe Otitis media).

Alternative: Ampicillin-Sulbactam oder Amoxicillin-Clavulansäure, Oralcephalosporine, Makrolide (siehe Otitis media).

Bemerkungen: Die akute Sinusitis tritt bei Kindern vor allem als Begleitsinusitis (Rhinosinusitis) während einer Infektion der oberen Atemwege auf. Bis zu 80 % der Kinder mit einer Sinusitis husten. Eine Sinuspunktion ist im Kindesalter nur bei Komplikationen und bei Nichtansprechen der Therapie indiziert (besser Computertomographie). An Penicillin-resistente Pneumokokken denken. Bei chronischer Sinusitis Mukoviszidose, Allergie, Immundefekt, hyperplastische Adenoide und Nasendeformitäten ausschließen.

Skabies

Erreger: Acarus siro var. hominis (früher Sarcoptes scabiei).

Mittel der Wahl: Hexachlorcyclohexan (Jacutin®) an drei aufeinanderfolgenden Tagen plus Wäschewechsel und Reinigungsbad oder -dusche.

Alternative: Benzylbenzoat (Antiscabiosum MAGO®), Permethrin (z. B. als 2,5 %ige Creme).

Bemerkungen: Permethrin ist hochwirksam (Einmalgabe reicht aus) und weniger toxisch. Es ist in den USA zur Behandlung der Skabies zugelassen, in Deutschland wird die Zulassung erwartet.

Stomatitis

Häufigste Erreger: Herpes simplex-Virus, Coxsackie-Viren, Candida (Säuglinge, immundefiziente Patienten), seltener Epstein Barr-Virus, Bakterien der Mundflora (immundefiziente Patienten), Treponema pallidum.

Mittel der Wahl: Kamistad®, Parodontal®-Mundsalbe etc.

Alternative: Bei schwerer (!) Herpes-Stomatitis systemisch Aciclovir, vorausgesetzt der Beginn der Infektion liegt noch nicht länger als 72 Stunden zurück. Bei Soor lokal Nystatin oder Miconazol-Gel.

Syphilis

Erreger: Treponema pallidum.

Mittel der Wahl: Penicillin G.

Bei konnataler Syphilis 100 000–200 000 IE/kg/Tag in 2 ED (1. LW) bzw. 3 ED (ab 2. LW) i. v. oder Procain-Penicillin, 50 000 IE/kg/Tag, 1 × tägl. i. m. (keine ausreichenden Liquorspiegel). Dauer: 10–14 Tage. Bei Auftreten von Fieber, Kopfschmerzen und Myalgien wenige Stunden nach Therapiebeginn (Jarisch-Herxheimer-Reaktion) sollte die Therapie nicht abgebrochen werden.
Bei frischer Infektion (Jugendliche) einmalig Benzathin-Penicillin, 2,4 Mio IE i. m., oder Procain-Penicillin, 1 Mio IE/Tag i. m., über 2 Wochen.

Alternative: Doxycyclin, 2 × 100 mg/Tag p. o., oder Erythromycin, 2 g/Tag p. o., über jeweils 14 Tage, oder Ceftriaxon, 1 × 125–250 mg/Tag i.m., über 10 Tage.

Therapiekontrolle: Zur Kontrolle der Therapie eignet sich der Cardiolipin-Mikroflockungstest (CMT). Nach 6 (–12) Monaten sollten die CMT-Titer bei Kindern mit einer konnatalen Syphilis negativ sein. Bei pathologischen Liquorbefunden ist die Lumbalpunktion mehrfach in 6-monatigen Abständen zu kontrollieren.

Prophylaxe: Negative serologische Befunde am Beginn einer Schwangerschaft schließen eine konnatale Syphilis nicht aus. Bei Nachweis einer Syphilis ist diese adäquat zu behandeln. Die neugeborenen Kinder brauchen dann nur serologisch untersucht zu werden, das aber ein Jahr lang. An Reinfektion am Ende der Schwangerschaft denken. Manche Kinder mit konnataler Syphilis entwickeln erst im 3. LM spezifische IgM-Antikörper.

Bemerkungen: Die Diagnose kann mitunter schwierig sein. Beratung. Bei Kindern mit konnataler Syphilis immer Lumbalpunktion! Bei einer erworbenen Syphilis im Kindesalter an sexuellen Mißbrauch denken.

Tetanus

Erreger: Clostridium tetani.

Mittel der Wahl: Adäquate chirurgische Wundversorgung (Vermeidung von Toxinbildung). Humanes Tetanus-Immunglobulin, 3000–6000 IE i.m., Penicillin G, 100000 IE/kg/Tag in 4 ED i.v. über 10 Tage. Intensivmedizinische Behandlung.

Alternative: Doxycyclin, Clindamycin.

Bemerkungen: Patienten mit unbekanntem oder unzureichendem Impfstatus und starker Exposition (tiefe oder verschmutzte Wunden, Gewebszertrümmerungen, Wunden mit reduzierter Sauerstoffversorgung, schwere Verbrennungen, Gewebsnekrosen, septischer Abort) erhalten neben der Wundversorgung Tetanus-Immunglobulin, 250 IE, und werden aktiv gegen Tetanus **und** Diphtherie geimpft. Bei Patienten mit zwei Impfungen wird der Impfstatus vervollständigt; bei Wunden, die älter als 24 Stunden sind, zusätzlich Immunglobulin. Vollständig immunisierte Patienten, deren letzte Tetanusimpfung > 5 Jahre (tiefe, verschmutzte Wunden etc.) oder > 10 Jahre (frische, saubere, geringfügige Wunden) zurückliegt, erhalten einmalig Tetanus-Diphtherie-Impfstoff (Td) ohne Tetanus-Immunglobulin.

Tonsillopharyngitis

Häufigste Erreger: Viren (respiratorische Viren, Epstein Barr-Virus u.a.), Streptococcus pyogenes (Gruppe A Streptokokken), seltener andere Bakterien (fusiforme Stäbchen, Anaerobier, Meningokokken, E. coli etc.).

Mittel der Wahl (bei Streptokokken-Ätiologie): Penicillin V, 100000 IE/kg/Tag in 2 ED, max. 2 Mio IE/Tag (Jugendliche und Erwachsene max. 3 Mio IE/Tag). Dauer: 10 Tage.

Alternative: Oralcephalosporine mit einem möglichst schmalen Spektrum, Makrolide (beachte unterschiedlich hohe Resistenzrate), Clindamycin, Penicillin G (Depotpräparate).

Prophylaxe: Kinder mit rheumatischem Fieber sollten 2 × 200000 IE/Tag Penicillin V erhalten oder 1,2 Mio IE Benzathin-Penicillin/4 Wochen. Dauer: Mindestens 5 Jahre, bei Rezidiv lebenslang.
Kinder mit einer akuten Streptokokkeninfektion sind nach einer 24stündigen antibiotischen Behandlung nicht mehr ansteckend. Streptokokkenträger sind keine wesentliche Krankheitsquelle. Asymptomatische Kontaktpersonen brauchen nicht mikrobiologisch untersucht und auch nicht behandelt zu

werden (außer wenn in der Gemeinschaft eine Person mit rheumatischem Fieber oder Glomerulonephritis lebt).

Bemerkungen: Bei Rezidiven einer Streptokokken-Tonsillopharyngitis sollten bevorzugt Oralcephalosporine der Gruppen 1 und 2 verordnet werden. Die klinische Heilungsrate und die bakteriologische Sanierungsrate durch Oralcephalosporine sind größer als die durch Penicillin V. Mehrere klinische Studien haben nachgewiesen, daß bei Anwendung von ausgewählten neueren Antibiotika (z. B. Oralcephalosporinen der Gruppe 2) eine Heilung mit einer 5-Tage-Therapie bzw. sogar 3-Tage-Therapie (Azithromycin) erreicht werden kann. Solange jedoch noch nicht gesichert ist, daß eine verkürzte Behandlung auch die schweren Folgeschäden einer Streptokokken-Infektion (rheumatisches Fieber, Glomerulonephritis) verhindern kann, wird international empfohlen, alle Kinder mit einer Streptokokkeninfektion 10 Tage zu behandeln. Auf Grund der großen Studie der Deutschen Gesellschaft für Pädiatrische Infektiologie ist unter den gegenwärtigen Bedingungen in Deutschland für ausgewählte Oralcephalosporine (Cefuroximaxetil, Loracarbef) und Aminopenicillin-Betalaktamase-Hemmer-Kombinationen die 5-Tage-Therapie als geeignet anzusehen.

Toxin Schock-Syndrom

Häufigste Erreger: S. aureus, Streptokokken der Gruppen A, B, C.

Mittel der Wahl:
- Staphylokokken: Flucloxacillin (+ Aminoglykosid).
- Streptokokken: Penicillin G (+ Clindamycin).

Alternative: Cefotiam oder Cefuroxim, bei Streptokokken auch Cefotaxim und Ceftriaxon, bei MRSA Glykopeptide.

Bemerkungen: Schweres Krankheitsbild, hohe Letalität. Herde können u. a. Tampons, kleine Abszesse, postoperative Wunden (auch „saubere" Wunden) und Thrombophlebitis sein. Frühzeitig Chirurg konsultieren (Fasziektomie etc.).

Toxoplasmose

Siehe S. 146–147

Tuberkulose

Häufigste Erreger:
- **Tuberkulose:** Mycobacterium tuberculosis, seltener M. bovis (+ BCG-Impfstämme), M. africanum.
- **Nichttuberkulöse Mykobakteriose:** M. kansasii, M. simiae, M. marinum; M. scrofulaceum, M. szulagai, M. xenopi; M. avium, M. intracellulare, M. haemophilum, M. malmoense, M. ulcerans; M. fortuitum, M. chelonae, M. abscessus.

Mittel der Wahl und Alternative in der Therapie ausgewählter Tuberkuloseformen: (Tabelle 5.12).

Bemerkungen: In Deutschland nimmt die Tuberkulose ab. Die weltweite Zunahme der Tuberkulose hat sich hier nicht bemerkbar gemacht. Dennoch sollte man auch hierzulande wieder häufiger an diese Infektionskrankheit denken (**intrakutaner** Tuberkulintest) und immer auch eine Multiresistenz der Erreger in Betracht ziehen. Für die Kombinationstherapie stehen dann zusätzlich folgende Medikamente zur Verfügung: Paraminosalicylsäure, Rifabutin, Clofazimin, Cycloserin, Ciprofloxacin, Amikacin. Kinder infizieren sich am häufigsten bei Erwachsenen mit einer Lungentuberkulose (und durch Aufnahme mit M. bovis kontaminierter Milch im Ausland). Gewöhnlich ist ein Patient zwei Wochen nach Beginn einer wirksamen Therapie nicht mehr ansteckend.

Tularämie

Erreger: Francisella tularensis biovar palaearctica (Europa).

Mittel der Wahl: Streptomycin, 30–40 mg/kg/Tag in 2 ED i. m. über mindestens 7 Tage, oder Gentamicin, 5 mg/kg/Tag i. v.

Alternative: Doxycyclin, Chloramphenicol (bei Meningitis 100 mg/kg/Tag).

Bemerkungen: Endemiegebiete sind Nordamerika und Osteuropa. Übertragung vor allem durch Zecken und direkten und indirekten Kontakt mit infizierten Tieren.

Typhus, Paratyphus

Häufigste Erreger: Salmonella Typhi; S. Paratyphi A, B, C.

Mittel der Wahl: Co-trimoxazol, 10 mg Trim./kg/Tag in 2 ED p. o. (max. 2 × 160 mg Trim./Tag), 2 Wochen.

Tabelle 5.12 Mittel der Wahl und Alternative in der Therapie ausgewählter Tuberkuloseformen

Diagnose	Mittel der Wahl	Dauer	Alternative
Primär unkomplizierte Tuberkulose	INH + RMP + PZA, anschließend INH + RMP	2 Monate 4–7 Monate	INH + RMP + PZA (2 Monate) + SM (bis 30 g/m^2) o. EMB
Komplizierte Tuberkulose, Knochen-, Abdomen-, Nieren-Tuberkulose	INH + RMP + PZA, anschließend INH + RMP	2 Monate 7 Monate	idem, Dauer: mindestens 9 Monate, evtl. Glukokortikoide
Miliartuberkulose	INH + RMP + PZA (2 Monate) + SM (bis 30 g/m^2) + Prednisolon (2 mg/kg/Tag)	9–12 Monate, Prednisolon mind. 6 Wochen (Dosisreduktion nach 2 Wochen)	–
Tuberkulöse Pleuritis/ Perikarditis	INH + RMP + PZA (2 Monate)	mindestens 9 Monate	evtl. zusätzlich Prednisolon
Tuberkulöse Meningitis	INH + RMP + PZA (2 Monate) + SM (bis 30 g/m^2) + Dexamethason (0,6 mg/kg/d in 4 ED) i. v. über 4 Tage, danach p. o.	INH + RMP für 10 Monate, Glukokortikoide für mind. 6 Wochen, Dosisreduktion nach 2 Wochen	–
Tuberkulinkonversion (ohne pathologischen Organbefund, klinische Symptome und Bakteriennachweis)	INH	mind. 6 Monate, bei Immundefizienz mind. 12 Monate; Röntgenkontrollen über 2 Jahre	INH + RMP über mind. 6 Monate (bei INH-Resistenz)
Tuberkuloseexposition bei Geburt	INH	3 Monate, Tuberkulintestung nach 3 und 6 Monaten	INH + RMP (bei Verdacht auf resistente Erreger)
Infektion durch M. bovis	Kombinationstherapie: PZA durch EMB ersetzen	mind. 9 Monate	–

Tabelle 5.12 Fortsetzung

Diagnose	Mittel der Wahl	Dauer	Alternative
Nichttuberkulöse Tuberkulose	siehe S. 87	18–24 Monate	siehe S. 87
Lymphknotenschwellung nach BCG-Impfung	INH	6–8 Wochen	chirurgische Intervention (Exstirpation)
BCG-Osteitis	Kombinationstherapie: PZA durch EMB ersetzen + chirurgische Intervention	9 Monate	

INH = Isoniazid, RMP = Rifampicin, PZA = Pyrazinamid, EMB = Ethambutol, SM = Streptomycin

Alternative: Cefotaxim, 150 mg/kg/Tag in 3 ED, oder Ceftriaxon, 100 mg/kg/Tag in 1 ED, jeweils i. v. über 2 Wochen. Bei Mehrfachresistenz als ultima ratio Ciprofloxacin (siehe S. 34).

Bemerkungen: Bei Fieber unklarer Ätiologie > 3 Tage sollte **immer** an Typhus gedacht werden: Blutkultur, Widal, Stuhluntersuchungen. Bei Infektionen, die im Ausland erworben werden, liegen häufig Mehrfachresistenzen vor. Bei Bewußtseinstrübung oder im Schock können Kortikosteroide versucht werden, z. B. Dexamethason i. v., initial 3 mg/kg, gefolgt von 1 mg/kg 6stündlich über 2 Tage.

Varizellen, Zoster

Erreger: Varicella-Zoster-Virus.

Mittel der Wahl: Aciclovir. Beginn innerhalb von 48 (–72) Stunden nach Auftreten der ersten Symptome! Bei einer erwarteten schlechten Prognose sollte man deshalb sofort behandeln, z. B. bei konnatalen Varizellen (Exanthemausbruch zwischen 5. und 10. Lebenstag), Varizellen bei Frühgeborenen in den ersten 6 LW, Varizellen und Zoster bei abwehrgeschwächten Kindern. Dosierung: 30 (–45) mg/kg/Tag (max. 2,5 g/Tag) i. v. über 5–10 Tage, oder ausnahmsweise 60–80 mg/kg/Tag p. o., max. 4–5 × 800 mg/Tag.

Alternative: Brivudin, 15 mg/kg/Tag p. o.; Famciclovir (Erwachsene mit Zoster: 3 × 500 mg/Tag p. o. über 7 Tage, im Kindesalter noch nicht ausreichend erprobt).

Zusätzliche Therapie: Wegen häufiger schwerer, gar nicht selten lebensbedrohlicher bakterieller Sekundärinfektionen (Streptokokken, Staphylokokken) rechtzeitig Cephalosporine Gruppe 2 oder Aminopenicillin-Betalaktamase-Hemmer-Kombination (+ Gentamicin) einsetzen. Keine Salizylate (REYE-Syndrom). Nagelkosmetik.

Prophylaxe: Ein Kind mit Varizellen oder Zoster ist etwa bis 5 Tage nach Auftreten der letzten frischen Effloreszenzen ansteckend. Im Krankenhaus sollten alle exponierten empfänglichen Patienten vom 8.–21. Tag (bis 28. Tag bei Erhalt von spezifischem Immunglobulin) nach Beginn der Exposition abgesondert werden. Säuglinge mit konnatalem Varizellen-Syndrom brauchen nicht isoliert zu werden.

Die Gabe von **Varicella-Zoster-Immunglobulin,** 1 ml/kg i. v. oder 0,2 (–0,5), max. 5 ml, i. m., ist bei sicherem intensiven Kontakt und rechtzeitiger Applikation, d. h. innerhalb von 72 Stunden nach Expositionsbeginn, berechtigt, wobei zu bedenken ist, daß die Patienten bereits 1–2 Tage vor Exanthemausbruch kontagiös sind.

Indikationen sind
- Kinder mit einer Immundefizienz,
- ausgewählte Patienten in stationärer Betreuung (s. o.),
- seronegative schwangere Frauen im letzten Schwangerschaftsmonat mit Varizellen (nicht Zoster),
- Neugeborene, deren Mütter 5 Tage vor bis 2 Tage nach der Entbindung an Varizellen (nicht Zoster) erkranken,
- postnatal exponierte Frühgeborene in den ersten 6 LW mit negativer Anamnese der Mutter,
- Frühgeborene < 28. Schwangerschaftswoche oder < 1000 g Geburtsgewicht, unabhängig von der Anamnese der Mutter.

Die **Chemoprophylaxe** einer exponierten Person ist auch mit Aciclovir, 40–80 mg/kg/Tag p. o., über 7 Tage ab Beginn der 2. Woche der Inkubation, möglich. Diese Form der Prophylaxe ist gegenwärtig jedoch nur bei immunkompetenten Kindern erprobt.

Die **Varizellenimpfung** hat eine Schutzrate von mindestens 80 %. Der Impfschutz hält mindestens 5 Jahre an. Die Impfung wird bisher hierzulande nur für ausgewählte Personen empfohlen.

Bemerkungen: Varizellen gehen, ganz besonders bei Patienten mit einer angeborenen oder erworbenen Immundefizienz, häufig mit bakteriell und/oder viral bedingten Komplikationen einher. Die Therapie muß antibakteriell und/oder antiviral ausgerichtet sein. Das erfordert vor allem eine bakteriologische Diagnostik und im Falle einer virustatischen Behandlung einen frühzeitigen Beginn (innerhalb von 48–72 Stunden nach Auftreten der ersten Symptome). Ein Zoster sollte bei Immundefizienz, Lokalisation am Auge oder Ohr und bei Disseminierung frühzeitig virustatisch behandelt werden.

Zellulitis

Häufigste Erreger: S. pyogenes, S. aureus, seltener H. influenzae und Enterobacteriaceae.

Mittel der Wahl: Cefotiam oder Cefuroxim (+ Gentamicin), Cefuroximaxetil.

Alternative: Aminopenicillin-Betalaktamase-Hemmer p. o. oder i. v.

Zystitis

Siehe auch Harnwegsinfektion.

Häufigste Erreger: E. coli.

Mittel der Wahl: Trimethoprim oder Co-trimoxazol, jeweils 5–6 mg/kg/Tag in 2 ED p. o.

Alternative: Oralcephalosporine (oder Nitrofurantoin, 3–5 mg/kg/Tag in 3 ED p. o.).

Bemerkungen: Die rezidivierende Zystitis ist eine Krankheit der jungen Mädchen und Frauen. Zur raschen Beseitigung der Beschwerden sollten Kinder 3–5 Tage antibakteriell behandelt werden. Die Einmaltherapie hat sich im Kindesalter nicht bewährt. Für Frauen sind zur Einmaltherapie Trimethoprim ± Sulfonamid, Chinolone und Fosfomycin-Trometamol geeignet.
Eine Blasenfunktionsstörung (im Intervall) ist mitzubehandeln. Bei einer Detrusorinstabilität werden Oxybutinin (Dridase®) oder Propiverin-Hydrochlorid (Mictonetten®, Mictonorm®) über 4–6 Wochen empfohlen. Diese Therapie ist bei Erfolg 3–4 Monate fortzusetzen. Eine Detrusor-Sphinkter-Dyskoordination sollte möglichst zusammen mit einem spezialisierten Zentrum behandelt werden.

Zytomegalie

Erreger: Zytomegalie-Virus (CMV).

Mittel der Wahl: Ganciclovir. Indikationen sind lebensbedrohliche (Pneumonie, Enzephalitis etc.) oder das Augenlicht bedrohende CMV-Infektionen und die konnatale Zytomegalie (bisher jedoch nicht die konnatale CMV-Infektion).

Dosierung:
- **Konnatale Zytomegalie:** 10 mg/kg/Tag in 2 ED i. v., 6 Wochen, anschließend Erhaltungstherapie, 5 mg/kg/Tag in 1 ED i. v. an 3 Tagen der Woche bis zu 6 Monaten. Ganciclovir ist für das Kindesalter nicht zugelassen.
- **CMV-Retinitis:** Initial 10 mg/kg/Tag, danach 5 mg/kg/Tag i. v. oder 3 × 1 g/Tag p. o. Bewährt hat sich auch eine lokale Therapie: initial 2 × 200 μg– 2 mg/Woche intraokulär für 2 Wochen, anschließend 1 × 200 μg–2 mg/Woche intraokulär. Neuerdings kann die lokale Therapie auch mittels intraokulärem Pellet erfolgen. Hierbei handelt es sich um einen Träger, der Ganciclovir in einer Dosis von 1 g/Stunde abgibt. Pellets sind etwa 8 Monate wirksam.

Alternative: Foscarnet, initial 180 mg/kg/Tag in 3 ED i. v., als Erhaltungsdosis 1 × 90 mg/kg/Tag i. v. An neuen Virustatika ist Cidofovir zu nennen: 5 mg/kg, 1 Woche i. v.; 10–20 g /4–6 Wochen intraokulär oder als Pellet.

Prophylaxe: CMV-empfängliche Patienten sollten im Falle einer Knochenmark- oder Organtransplantation seronegative Transplantate erhalten. Seronegative immundefiziente Kinder (auch Frühgeborene) sollten seronegative Blutprodukte oder Erythrozytenkonzentrate ohne Leukozyten transfundiert bekommen. Weitere Formen der Prophylaxe: Ganciclovir, Aciclovir – der Anteil, der durch zelleigene Kinasen aktiviert wird, scheint groß genug zu sein, um eine prophylaktische (jedoch nicht, um eine therapeutische) Wirkung erreichen zu können – und speziellea Immunglobulin.

Bemerkungen: Die Behandlung der Zytomegalie ist noch unbefriedigend. Virustatika sollten möglichst nur bei immundefizienten Patienten eingesetzt werden (Indikationen s. o.). Ein therapeutischer Nutzen der Hyperimmunglobuline ist nicht bewiesen.

Protozoonosen

Amöbiasis

Häufigste Erreger: Entamoeba histolytica.

Mittel der Wahl: Metronidazol, 35–50 mg/kg/Tag in 3 ED p. o. über 5–8 Tage. (Erwachsene: 3 × 750 mg/Tag).

Alternative: Tinidazol, Diloxanidfuroat.

Bemerkungen: Therapie auch der asymptomatischen Träger, um invasive Formen zu vermeiden. Bei schwerkranken Patienten, Darmperforation, multiplen oder rupturierten Abszessen zusätzlich Dihydroemetin, 1 × 1,25 mg/kg/Tag i. m. (max. 1 × 60 mg/Tag). Eine Punktion oder Inzision der Leberabszesse ist heute obsolet.

Amöben-Meningoenzephalitis

Häufigste Erreger: Naegleria spp., Acanthamoeba spp.

Mittel der Wahl: Bei primärer Meningoenzephalitis (Naegleria) Amphotericin B, 1 mg/kg/Tag i. v. plus 0,5–1,0 mg intrathekal, bei granulomatöser Amöbenenzephalitis (Acanthamoeba) Pentamidin, 4 mg/kg/Tag i. v., in Kombination mit Ketoconazol.

Bemerkungen: Entscheidend für die Prognose der Naegleria-Enzephalitis ist ein frühzeitiger Therapiebeginn. Die zusätzliche Gabe von Rifampicin, i. v. und intrathekal, kann erwogen werden.

Babesiose

Häufigste Erreger: Babesia divergens, Babesia microti.

Mittel der Wahl: Clindamycin plus Chinin, 25 mg/kg/Tag p. o. (Erwachsene 3 × 650 mg/Tag) für 7–10 Tage.

Bemerkungen: Die Parasiten werden durch Zeckenstich übertragen. Die akute tödliche Form kommt ausschließlich bei Asplenikern vor (B. divergens). Eine chronische Form (B. microti) ist möglich. Differentialdiagnostisch Malaria ausschließen.

Balantidiasis

Erreger: Balantidium coli.

Mittel der Wahl: Doxycyclin p. o. bei Kindern über 9 Jahre.

Alternative: Metronidazol (Erwachsene: 3×750 mg/Tag für 5–7 Tage.

Bemerkungen: Therapie nur bei akuter ruhrähnlicher Symptomatik. Eine chronische Form ist beschrieben.

Giardiasis (Lambliasis)

Erreger: Giardia lamblia.

Mittel der Wahl: Metronidazol, 15 mg/kg/Tag in 3 ED p. o. (Erwachsene 3×250 mg/Tag über 5 Tage).

Alternative: Tinidazol, einmalig 50–60 mg/kg (max. 2 g) p. o., Albendazol. Bei Therapieversagern Behandlung wiederholen oder Metronidazol plus Furazolidon versuchen. Furazolidon, 6–8 mg/kg/Tag in 4 ED, kann über die internationale Apotheke bezogen werden.

Bemerkungen: Trotz häufig selbstlimitierendem Verlauf sollte aus epidemiologischen Erwägungen möglichst jeder Giardia-Nachweis behandelt werden.

Kryptosporidiose

Häufigster Erreger: Cryptosporidium parvum.

Mittel der Wahl: Nicht bekannt.

Alternative: Azithromycin, Paromomycin, Albendazol.

Bemerkungen: Bei immungesunden Personen selbstheilende Infektionskrankheit. Bei immundefizienten Patienten sollte man versuchen, jeden Nachweis von Kryptosporidien zu behandeln. Behandlungsdauer: 2–3 Wochen.

Leishmaniose

Häufigste Erreger: Leishmania tropica (Hautleishmaniose, Orientbeule), L. brasiliensis (mukokutane Form), L. donovani (viszerale Form, Kala-Azar).

Mittel der Wahl: 5wertige Antimon (Sb)-Präparate, z. B. Natriumantimonglukonat (Pentostam®) oder Megluminantimonat (Glucantin®), 20 mg/kg/Tag i. m. oder i. v., für 3 Wochen.

Alternative: Pentamidin, 3–4 mg/kg i. v. über 5–25 Wochen; Amphotericin B, 1 mg/kg/3 × pro Woche, insgesamt 14 Dosen; auch das liposomale Amphotericin B ist für diese Indikation zugelassen; Paromomycin.

Bemerkungen: Die mukokutane und die viszerale Form der Leishmaniose werden stets systemisch behandelt. Bei einer mäßig ausgeprägten Hautleishmaniose ist keine medikamentöse Therapie erforderlich; manchmal ist als zusätzliche Therapie eine Vereisung der Hautläsionen sinnvoll. Verbesserte Therapieergebnisse sind durch die Kombination von Antimonsalzen mit Gamma-Interferon beschrieben.

Malaria

Häufigste Erreger: Plasmodium falciparum, P. vivax, P. ovale, P. malariae.

Mittel der Wahl und Alternative:

Tabelle 6.1 Mittel der Wahl und Alternative bei Malaria

	Mittel der Wahl	Alternative
Malaria (alle Formen), erworben in Gebieten ohne Resistenzen	Chloroquin, 25 mg/kg p. o. (i. v.): initial 10 mg Base/kg; 6, 24 u. 48 Stunden später je 5 mg/kg	Keine
Malaria tropica (P. falciparum) und Malaria tertiana (P. vivax und P. ovale) aus Gebieten mit Resistenzen	Mefloquin, 25 mg/kg p. o.: initial 15 mg/kg, 6–24 Std später 10 mg/kg; oder Atovaquon/Proguanil[1], 1 × 1–4 Tbl./Tag (je nach Körpergewicht) über 3 Tage	Chinin, 30 mg Base/kg/Tag in 3 ED p. o. über 10 Tage
Schwere Form der Malaria tropica	Chinin + Clindamycin. Chinin initial 20 mg/kg als Infusion über 4 Stunden, danach 10 mg/kg i. v. 8stündlich, bis Gabe p. o. möglich ist	Chinin + Doxycyclin
Rezidivprophylaxe bei Malaria tertiana	Primaquin[2], 0,25 mg/kg/Tag p. o. über 14 Tage	Keine

[1] außer Säuglinge
[2] nicht bei Patienten mit Glukose-6-Phosphat-Dehydrogenase-Mangel!

Prophylaxe (medikamentöse):
- **Gebiete ohne Resistenzen** (z. B. Haiti, Dominikanische Republik): Chloroquin, 1 × 5 mg Base/kg/Woche p. o.
- **Gebiete mit hohem Übertragungsrisiko und Resistenzen** (z. B. Kenia): Mefloquin (Kinder ab 5 kg), 5 mg/kg/Woche p. o. Bei Unverträglichkeit Mefloquin + Proguanil, täglich (!) 2 × 1,5 mg/kg p. o. Bei Mefloquinresistenz Doxycyclin.

Die Prophylaxe wird direkt (bei Mefloquin besser 2–3 Wochen: Testen der Verträglichkeit) vor der Ausreise begonnen und endet erst 4 Wochen nach der Einreise! Da sich die Resistenzlage schnell ändern kann, muß die Chemoprophylaxe angepaßt werden (siehe www.who.int/ctd/html/malaria.html oder ab Sommer 2000 www.kinderheilkunde-online.de/reise).

Die weiblichen Mücken stechen zwischen Einbruch der Dämmerung und Sonnenaufgang. Moskitonetze, am besten imprägniert mit 1%iger Permethrinlösung, den Körper abdeckende Kleidung und Repellents (Diäthyltoluamid) sind hilfreich und sollten die Chemoprophylaxe ergänzen.

Bemerkungen: Die Malaria kommt in über 100 Ländern vor. Es wird immer noch zu selten an diese Infektionskrankheit gedacht. Bis zu einem Jahr nach Aufenthalt in endemischen Regionen kann man an einer Malaria erkranken. Die Malaria kann atypisch beginnen (Durchfall, Erbrechen, Krämpfe, Bewußtseinstrübung etc.). Deshalb häufiger bei Verdacht auf Malaria den „Dicken Tropfen" (nach Giemsa gefärbt) und Blutausstriche (nach Pappenheim gefärbt) anfertigen lassen. Zur Stand-by-Therapie werden Chloroquin (Reisen in Regionen ohne Chloroquinresistenz und mit geringem Übertragungsrisiko) und Mefloquin (Gebiete mit Chloroquinresistenz) empfohlen.

Toxoplasmose

Erreger: Toxoplasma gondii.

Mittel der Wahl und Alternative:
- **Schwangerschaft bis 15. Woche (jede frische Infektion):** Spiramycin, 3 g/Tag in 3 ED p. o., ab 16. Schwangerschaftswoche folgt die Kombinationstherapie.
- **Schwangerschaft ab 16. Woche (jede frische Infektion):** Pyrimethamin 25 mg/Tag (am 1. Tag Dosis verdoppeln) plus Sulfadiazin, 50 mg/kg/Tag (max. 4 g/Tag) in 4 ED p. o., plus Folinsäure, 10–15 mg/Tag. Dauer: 4 Wochen.
- **Konnatale Toxoplasmose (jede Infektion):** Pyrimethamin, 1 mg/kg/Tag in 1 ED p. o., plus Sulfadiazin, 50–100 mg/kg/Tag in 2 ED p. o., plus Folinsäure, 2 × 3 mg/Woche, über 4–6 Wochen. Danach Therapiepause von 4 Wochen, anschließend wieder Kombinationsbehandlung mit Pause im Wechsel von jeweils 4 Wochen. Dauer: 6–12 Monate. Bei akuter Entzündung des ZNS oder im Auge zusätzlich Prednisolon, 2 mg/kg/Tag, bis zum Abklingen der akuten Symptome.

- **Postnatal erworbene Toxoplasmose:** Im allgemeinen keine Therapie. Alternative: Wie Schwangerschaft ab 16. Woche.
- **Toxoplasmose bei Immundefizienz:** Pyrimethamin + Sulfadiazin + Folinsäure. Alternative: Pyrimethamin + Clindamycin, weiterhin Azithromycin oder Clarithromycin.

Bemerkungen: Empfängliche Schwangere sollten eine eingehende Beratung über hygienische Maßnahmen erhalten: kein rohes Fleisch essen, Hände waschen nach Reinigung von Gemüse, Fleischzubereitung und Gartenarbeit, Katzenkästen durch andere Personen reinigen lassen (primäre Infektionsprophylaxe). Außerdem ist ein serologisches Screening zu fordern. Die Diagnose einer frischen Toxoplasma-Infektion und einer konnatalen Toxoplasmose ist oft schwierig, Beratung in Zentren einholen.

Trichomoniasis

Häufigste Erreger: Trichomonas vaginalis.

Mittel der Wahl:

Kinder: Metronidazol, 15 mg/kg/Tag in 3 ED p.o., Dauer 7 Tage.
Jugendliche, Erwachsene: 2 × 500 mg/Tag p.o. für 7 Tage.
Bei Kindern über 12 Jahre und bei Erwachsenen kann auch die Einmaltherapie mit 2 g Metronidazol per os erwogen werden.

Alternative: Tinidazol, Kinder: 1 × 50 mg/kg (max. 2 g) p.o., Erwachsene 1 × 2 g p.o.

Bemerkungen: Bei Neugeborenen ist keine Therapie erforderlich. Die Übertragung der Infektion erfolgt überwiegend durch Intimkontakt, deshalb Partner mitbehandeln.

Trypanosomiasis

Häufigste Erreger: Trypanosoma brucei gambiense. (Schlafkrankheit), Trypanosoma cruzi (Chagas-Krankheit).

Mittel der Wahl:

- **Trypanosoma brucei gambiense-Infektion:** Suramin, 20 mg/kg an den Tagen 1, 3, 7, 14, 21.
- **Trypanosoma cruzi-Infektion:** Nifurtimox, 15 mg/kg/Tag in 4 ED über 3 Monate.

Alternative: Eflornithin, Pentamidin.

Bemerkungen: Die Therapie ist durch erhebliche Nebenwirkungen belastet.

Helminthosen

Ankylostomiasis

Erreger: Ancylostoma duodenale, Necator americanus (Hakenwürmer).

Mittel der Wahl:
- **Kinder unter 2 Jahre:** Pyrantelpamoat, 1 × 10 mg/kg/Tag p. o. (bei Infestation mit Necator americanus über 3 Tage).
- **Kinder ab 2 Jahre:** Mebendazol, 2 × 100 mg/Tag für 3 Tage.

Alternative: Albendazol, 1 × 15 mg/kg (Alter < 2 Jahre), 1 × 400 mg (Alter ≥ 2 Jahre), p. o.

Bemerkungen: 20–25 % der Erdbevölkerung sind Hakenwurmträger.

Askaridiasis

Erreger: Ascaris lumbricoides (Spulwurm).

Mittel der Wahl: Ab 7. Lebensmonat Pyrantelpamoat, 1 × 10 mg/kg (max. 1 × 1 g), Wiederholung nach 2–4 Wochen.

Alternative:
- Mebendazol (ab 2. Lebensjahr), 2 × 100 mg/Tag p. o. für 3 Tage, Wiederholung nach 2–4 Wochen.
- Albendazol (ab 7. Lebensmonat), 15 mg/kg/Tag in 2 ED p. o. für 3 Tage. Auch die Einmaltherapie mit 400 mg Albendazol kann erwogen werden.

Bemerkungen: Bei intestinaler Obstruktion oder Gallenwegsbefall ist oft eine endoskopisch-operative Behandlung notwendig.

Diphyllobothriasis

Erreger: Diphyllobothrium latum (Fischbandwurm).

Mittel der Wahl: Praziquantel, 1 × 10 mg/kg p. o.

Alternative: Niclosamid: 10–35 kg Körpergewicht 1 × 1 g, > 35 kg Körpergewicht 1 × 1,5–2 g p. o.

Bemerkungen: 3–6 Wochen nach Behandlung Stuhlkontrolle veranlassen.

Echinokokkose

Erreger: Echinococcus granulosus (Hundebandwurm: zystische Echinokokkose), E. multilocularis (Fuchsbandwurm: alveoläre Echinokokkose).

Mittel der Wahl: Bei inoperablen, rupturierten oder nur teiloperierten zystischen oder alveolären Herden Albendazol, 15 mg/kg/Tag p. o. in 2 Dosen (Erwachsene: 2 × 400 mg/Tag). 3 vierwöchige Behandlungszyklen mit jeweils 14tägiger Pause.

Alternative: Mebendazol, 50 mg/kg/Tag p. o. in 3 ED.

Bemerkungen: Die Methode der Wahl ist die radikale operative Entfernung der Zysten. Da bei einer alveolären Echinokokkose meist eine Radikaloperation nicht möglich ist, kann unter Umständen eine medikamentöse Dauertherapie erforderlich werden (2 Jahre, ggf. sogar lebenslang).

Enterobiasis

Erreger: Enterobius vermicularis.

Mittel der Wahl: Pyrantel, 1 × 10 mg/kg p. o.

Alternative: Mebendazol, 1 × 100 mg p. o.; Albendazol 1 × 15 mg/kg p. o. (Kinder < 2 Jahre) bzw. 1 × 200–400 mg (ältere Kinder und Erwachsene); Pyrvinium (Molevac®, Pyrcon®), 1 × 5 mg/kg p. o.

Bemerkungen: Wegen häufiger Reinfektionen ist eine Wiederholung der Therapie nach 2–3 Wochen empfehlenswert. Familien- und Gruppenmitglieder sollten mitbehandelt werden.

Filariosen

Mehrere Erreger mit unterschiedlichen Krankheitsbildern (Lymphatische Filariasis, Loiasis, Onchozerkose, Drakunkulose).

Erreger: a) Wuchereria bancrofti, Brugia malayi, Loa loa.

Mittel der Wahl: Diäthylcarbamazin (Hetrazan®, Banocide®), 6 mg/kg/Tag p. o. in 3 ED für 14–21 Tage.

Alternative: Keine.

Bemerkungen: Die Mikrofilarien (Larven) sind oft erst Monate nach der Übertragung durch blutsaugende Insekten nachweisbar.

Erreger: b) Onchocerca volvulus.

Mittel der Wahl: Ivermectin, 1 × 150–200 µg/kg p. o.

Alternative: Keine, ggf. Operation.

Bemerkungen: Ivermectin hat eine langanhaltende mikrofilarizide Wirkung. Da adulte Würmer nicht abgetötet werden, ist eine Wiederholung der Therapie nach 12 Monaten empfehlenswert.

Taeniasis

Häufigste Erreger: Taenia solium (Schweinebandwurm), Taenia saginata (Rinderbandwurm).

Mittel der Wahl: Praziquantel, 1 × 10 mg/kg, oder Niclosamid, 1.–2. LJ 0,5 g, 3.–6. LJ 1 g, ab 7. LJ 2 g, jeweils einmalig.

Alternative: Mebendazol über 3 Tage.

Zusätzliche Therapie: Laxantien beschleunigen den Abgang und helfen, eine Neuinfektion mit Eiern zu verhindern.

Bemerkungen: Als Folge einer Eigeninfektion, z. B. nach Hochwürgen von Proglottiden, können Finnen des Schweinebandwurms in verschiedenen Organen (Auge, Muskel, Gehirn) entstehen und somit das Krankheitsbild der Zystizerkose bewirken. Dann erfolgt die Therapie mit Praziquantel, 50 mg/kg/Tag in 3 ED p. o. über 15 Tage. Kein Niclosamid. Zur Prophylaxe von hyperergischen Reaktionen kann die Gabe von Dexamethason erwogen werden. Nach Stuhlkontrollen ggf. Kurwiederholung.

Weitere Bandwurmerkrankungen: Bei einem Befall durch Hymenolepis nana (Vampirolepis, Zwergbandwurm), Hymenolepis diminuta (Rattenbandwurm) oder Dipylidium caninum (Gurkenkernbandwurm) ist zumeist eine Praziquantel-Therapie indiziert.

Strongyloidiasis

Erreger: Strongyloides stercoralis.

Mittel der Wahl: Tiabendazol (internationale Apotheke), am 1. Tag 30 mg/kg p. o. in 3 ED, am 2.–4. Tag 45 mg/kg/Tag p. o. in 3 ED.

Alternative: Albendazol, Mebendazol, Ivermectin.

Bemerkungen: 3 Wochen nach Therapie Kontrolluntersuchungen (Stuhl, Blutbild) und ggf. nochmalige Therapie.

Toxokariasis (Larva migrans visceralis)

Häufigste Erreger: Toxocara canis, Toxocara cati.

Mittel der Wahl: Albendazol, 10 mg/kg/Tag p. o. in 2 ED für 5 Tage.

Alternative: Diäthylcarbamazin, 6 mg/kg/Tag p. o. in 2 ED für 7–10 Tage; Mebendazol.

Zusätzliche Therapie: Bei Augenbeteiligung systemische Kortikoid-Therapie erwägen.

Trichinose

Erreger: Trichinella spiralis.

Mittel der Wahl: Albendazol, 15 mg/kg/Tag p. o. in 2 ED (Kinder) bzw. 2 × 400 mg/Tag (Erwachsene) für 6 Tage.

Alternative: Mebendazol, 60 mg/kg/Tag p. o. in 3 ED für 10 Tage; Tiabendazol, 50 mg/kg/Tag p. o. in 2 ED für 10 Tage.

Bemerkungen: Bei schwerem Krankheitsbild sollte die Therapiedauer mit Albendazol verlängert werden, außerdem sind Kortikoide zu empfehlen.

Trichuriasis

Erreger: Trichuris trichiura.

Mittel der Wahl: Mebendazol, 2 × 100 mg/Tag p. o. über 3 Tage für Kinder ab 2 Jahre und Erwachsene.

Alternative: Albendazol, Kinder unter 2 Jahre 1 × 15 mg/kg p. o., ältere Kinder und Erwachsene 1 × 400 mg/Tag, für je 3 Tage.

Bemerkungen: Oft sind mehrfache Behandlungszyklen notwendig.

Antiparasitika (Antiprotozoika, Anthelminthika)

Einige der nachfolgenden Arzneimittel sind in Deutschland nicht im Handel und müssen über die internationale Apotheke bezogen werden.

Albendazol   Eskazole®

Albendazol ist ein Benzimidazolderivat, dessen Wirkungsmechanismus nicht völlig geklärt ist.

Wirkungsspektrum: Ascaris lumbricoides, Enterobius vermicularis, Trichuris trichura, Strongyloides stercoralis, Trichostrongylus spp., Capillaria philippinensis, Echinococcus granulosus und multilocularis, Ancylostoma duodenale, Cysticercus cellulosae, Trichinella spiralis, Larva migrans visceralis.

Keine oder nur schwache Wirkung: Trematoden, Amöben.

Pharmakokinetische Eigenschaften: Gute Resorption, die nach einer fetthaltigen Nahrungsaufnahme noch besser ist. Rasche Metabolisierung in der Leber mit Freisetzung von Albendazolsulfoxid, das für die systemische Wirkung verantwortlich ist. Hohe Liquor- und ZNS-Konzentration (etwa 40 % des Serumspiegels). Biliäre Ausscheidung. HWZ 10–15 Stunden.

Dosierung (p. o.):
- **Trichinose:**
  - **Kinder:** 15 mg/kg/Tag in 2 ED,
  - **Erwachsene:** 2 × 400 mg/Tag, jeweils für 6 Tage.
- **Trichuriasis, Strongyloidiasis:**
  - **Kinder < 2 J:** 1 × 15 mg/kg/Tag,
  - **ältere Kinder und Erwachsene:** 1 × 400 mg/Tag für je 3 Tage.
- **Enterobiasis:**
  - **Kinder < 2 J:** 1 × 15 mg/kg/Tag,
  - **ältere Kinder und Erwachsene:** 1 × 200–400 mg/Tag.

Atovaquon, Atovaquon-Proguanil   Wellvone®, Malarone®

Naphthaquinon, das selektiv die Nukleinsäure- und ATP-Synthese in den Protozoen hemmt.

Wirkungsspektrum: Plasmodien einschließlich P. falciparum, Toxoplasma gondii, Pneumocystis carinii.

Keine oder nur schwache Wirkung: Helminthen.

Pharmakokinetische Eigenschaften: Geringe orale Bioverfügbarkeit. Die Resorption wird durch fettreiche Kost deutlich verbessert. Keine Metabolisierung. Keine Penetration in den Liquor. Eiweißbindung: 99 %. Ausscheidung mit den Fäzes. HWZ 2–4 Tage.

Dosierung:
- **11–20 kg Körpergewicht:** 1 Tbl. Malarone®(250 mg Atovaquon, 100 mg Proguanil)/Tag
- **21–30 kg Körpergewicht:** 2 Tbl./Tag
- **31–40 kg Körpergewicht:** 3 Tbl./Tag
- **> 40 kg Körpergewicht und Erwachsene:** 4 Tabletten/Tag

Malarone® ist ab dem 2. LJ (> 10 kg) und nur zur Malariatherapie in Kombination mit Proguanil zugelassen (rasche Resistenzentwicklung bei Monotherapie). Die Gabe erfolgt immer als Einzeldosis p. o., Dauer: 3 Tage.
Bei Pneumocystis carinii-Pneumonie im Erwachsenenalter wird Atovaquon 2 × 750 mg/Tag über 21 Tage gegeben.

Chinin — **Chininum dihydrochloricum Injektionslösung®, Chininum hydrochloricum 0,25 g Dragees®**

Alkaloid aus der Rinde verschiedener Cinchonaarten. Besonders zur parenteralen Anwendung bei schweren Formen der Malaria tropica. Dosisabhängige Toxizität. Parenterale Therapie deshalb möglichst unter intensivmedizinischer Beobachtung.

Wirkungsspektrum: Plasmodium spp. (erythrozytäre Formen), Babesia spp.

Keine oder nur schwache Wirkung: Exoerythrozytäre Schizonten und Gametozyten.

Pharmakokinetische Eigenschaften: Metabolisierung in der Leber und rasche renale Elimination. HWZ 5–15 Stunden.

Dosierung:
- Malaria tropica (unkomplizierte Form): 30 mg Base/kg/Tag in 3 ED (max. 3 × 600 mg) p. o. über 10 Tage.
- Malaria tropica (schwere Form): Alle Altersstufen initial 20 mg/kg i. v. über 4 Stunden, danach 10 mg/kg i. v. über 2–4 Stunden alle 8 Stunden, bis Gabe per os möglich ist.

Chloroquin — **Chlorochin Berlin-Chemie®, Resochin®, Weimerquin®**

Ein 4-Aminochinolin, das zur Therapie gegen alle Malariaformen eingesetzt werden kann. Bei fehlender Chloroquinresistenz ist es das Standardmittel zur Prophylaxe.

Wirkungsspektrum: Plasmodium spp. (erythrozytäre Formen).

Keine oder nur schwache Wirkung: Wie Chinin.

Pharmakokinetische Eigenschaften: Rasche Resorption. Nach Metabolisierung in der Leber zu 50 % renale Elimination. HWZ 4 Tage.

Dosierung:
- **Kinder:** Initial 10 mg Base/kg (max. 600 mg), nach 6, 24, 48 Stunden je 5 mg Base/kg p. o. (oder i. v. über 2–4 Stunden).
- **Erwachsene:** Entsprechend 600–300–300–300 mg Base.

Prophylaxe: Siehe Kapitel 6, Malaria.

Diäthylcarbamazin   Hertrazan®, Banocide®

Diäthylcarbamazin ist ein Piperazin-Derivat, das vorwiegend zur Behandlung von Filariosen eingesetzt wird. In der Behandlung der lymphatischen Filariasis ist es das einzige Arzneimittel zur Abtötung von adulten Würmern (Makrofilarien), da Suramin nicht mehr verwendet werden sollte.

Wirkungsspektrum: Wuchereria bancrofti, Brugia malayi, Brugia timori, Loa loa, Mansonella ozzardi, Onchocerca volvulus (Mikrofilarien)

Keine oder nur schwache Wirkung: Onchocerca volvulus (Makrofilarien).

Pharmakokinetische Eigenschaften: Gute gastrointestinale Resorption, Spitzenspiegel im Serum nach 1–2 Stunden. Hohe Gewebekonzentration. Renale Ausscheidung. HWZ 8 Stunden.

Dosierung:
Kinder und Erwachsene: 6 mg/kg/Tag in 3 ED p. o. über 12–21 Tage.

Diloxanidfuroat   Furamide®

Diloxanidfuroat ist ein Dichloracetamid-Derivat. Der Wirkungsmechanismus ist unbekannt. Diloxanidfuroat wird wegen seiner intraluminalen Wirkung vor allem bei der nicht invasiven Amöbeninfektion verwendet. Besonders geeignet ist es für die Therapie einer persistierenden asymptomatischen Zystenausscheidung nach einer erfolglosen Nitroimidazol-Behandlung.

Wirkungsspektrum: Entamöba histolytica und Entamöba polecki (intraluminal)

Keine oder nur schwache Wirkung: Extraintestinale Amöben.

Pharmakokinetische Eigenschaften: Durch intestinale Hydrolysierung wird das amöbizide Diloxanid freigesetzt. Eine verzögerte Absorption bedingt hohe Darmlumenkonzentrationen. Renale (60–90 %) und enterale Ausscheidung (4–9 %).

Dosierung:
- **Kinder:** 20 mg/kg/Tag in 3 ED p. o. über 3 Tage
- **Erwachsene:** 3 × 500 mg/Tag p. o. über 3 Tage.

Halofantrin   Halfan®

Phenanthrenmethanol-Derivat mit noch unbekanntem Wirkungsmechanismus. Zur alternativen Therapie der Malaria tropica. Anwendungsbeschränkung bei Personen mit Herzrhythmusstörungen.

Wirkungsspektrum: Plasmodium spp. (erythrozytäre Formen).

Keine oder nur schwache Wirkung: Exoerythrozytäre Schizonten und Gametozyten.

Pharmakokinetische Eigenschaften: Resorption individuell unterschiedlich, sehr gut mit fetthaltiger Nahrung. Überwiegend enterale Ausscheidung. HWZ 1–2 Tage, für den aktiven Metaboliten 3–5 Tage.

Dosierung:
- **Kinder:** 3 × 8 mg/kg p. o. im 6stündlichen Intervall.
- **Erwachsene:** 3 × 500 mg p. o. im 6stündlichen Intervall.
Wiederholung nach 7 Tagen.

Ivermectin   Mectizan®

Ivermectin ist ein Derivat des Avermectin B 1, das von Streptomyces avermitilis produziert wird. Es ist Mittel der Wahl bei der Onchocerkose und bewirkt eine langanhaltende Hemmung der Mikrofilarienbildung.

Wirkungsspektrum: Onchocerca volvulus, Strongyloides stercoralis und weitere Nematoden, Wuchereria bancrofti, Brugia malayi, Loa loa

Keine oder nur schwache Wirkung: Die Untersuchungen auf verschiedene andere Parasitenspezies sind noch nicht abgeschlossen.

Pharmakokinetische Eigenschaften: Bei oraler Applikation werden nur 2 % der Substanz innerhalb von 4 Stunden resorbiert. Hohe Eiweißbindung, hohe Konzentrationen in der Leber und im Fettgewebe. Überwiegend enterale Ausscheidung. HWZ 12 Stunden.

Dosierung:
Kinder und Erwachsene: 150 μg/kg als Einmaldosis p. o.

Mebendazol   **Vermox®, Surfont®**

Mebendazol ist ein Benzimidazolderivat. Die Wirkung und Toxizität entspricht etwa derjenigen von Albendazol, es wird jedoch schlechter resorbiert.

Wirkungsspektrum: Wie Albendazol, Mansonella perstans.

Keine oder nur schwache Wirkung: Trematoden, Amöben.

Pharmakokinetische Eigenschaften: Relativ schwache intestinale Resorption. Bis 10 % der aufgenommenen Dosis werden innerhalb von 48 Stunden unverändert über die Nieren ausgeschieden. Renale Exkretion des dekarboxylierten Metaboliten.

Dosierung (p. o.):
- **Askaridiasis, Trichuriasis, Ankylostomiasis:** 200 mg/Tag in 2 Dosen für 3 Tage (ab 3. LJ).
- **Enterobiasis:** 100 mg als Einmaldosis (ab 3. LJ).

Mefloquin   **Lariam®**

Chinolinmethanol-Derivat zur Therapie und Prophylaxe der (Chloroquinresistenten) Malaria. Mefloquin sollte nicht bei Personen mit psychischen Störungen oder Krampfanfällen in der Anamnese eingesetzt werden.

Wirkungsspektrum: Plasmodium spp. (erythrozytäre Formen).

Keine oder nur schwache Wirkung: Exoerythrozytäre Schizonten oder Gametozyten.

Pharmakokinetische Eigenschaften: Gute Resorption. Plasmaeiweißbindung 98 %. Ausscheidung hauptsächlich über Galle und Fäzes. HWZ durchschnittlich 3 Wochen.

Dosierung:
Stand-by-Therapie (Chloroquinresistenz)
* **Kinder > 15 kg:**   1 × 25 mg/kg p. o.
* **Erwachsene:**   1 × 1250 mg p. o.

Prophylaxe
Siehe Kapitel 6, Malaria.

Niclosamid   Yomesan®

Niclosamid ist ein Salicylanilid-Derivat, dessen anthelmintische Wirkung auf der Hemmung der anaeroben Phoshorylierung von Adenosındıphosphat beruht.

Wirkungsspektrum: Diphyllobothrium latum, Taenia saginata, Taenia solium, Dipylidium caninum, Hymenolepis nana (Adulte), Fasciolopsis buski.

Keine oder nur schwache Wirkung: Hymenolepis nana (Zystizerkoid-Larven), Taenieneier.

Pharmakokinetische Eigenschaften: Nur sehr geringe Resorption aus dem Darm, äußerst nebenwirkungsarm.

Dosierung:
* **Kinder > 11 kg:**   1,0–1,5 g als Einmaldosis p. o.
* **Erwachsene:**   2 g als Einzeldosis p. o.

Praziquantel   Biltricide®, Cesol®, Cysticide®

Praziquantel ist ein Pyrazinisoquinolin mit einer Breitspektrumaktivität gegen Trematoden und Zestoden.

Wirkungsspektrum: Schistosoma spp. und weitere Trematoden, Diphyllobothrium latum, Taenia solium, Taenia saginata, Dipylidium caninum, Hymenolepis nana.

Keine oder nur schwache Wirkung: Nematoden, Hydatidenform von Echinococcus.

Pharmakokinetische Eigenschaften: Gute enterale Resorption, Serumspitzenspiegel 1–2 Stunden nach oraler Gabe. Eiweißbindung 80 %. Gute Gewebekonzentration, im Liquor 15–20 % der Serumkonzentration. Ausscheidung überwiegend renal. HWZ des unveränderten Praziquantel 1–2,5 Stunden.

Dosierung:
- **Schistosomiasis:**   40 mg/kg als Einmaldosis p. o.
- **Fischbandwurminfestation:**   5–10 mg/kg als Einmaldosis p. o.
- **Taeniasis:**   5–10 mg/kg als Einmaldosis p. o.

Primaquin   Primaquine®

Ein 8-Aminochinolin, das nur zur Rezidivprophylaxe von Plasmodium vivax- und P. ovale-Infektionen eingesetzt wird. Es ist das einzige wirksame Mittel gegen Gewebeschizonten (exoerythrozytäre Formen), die besonders für Rückfälle bei der Malaria tertiana verantwortlich sind. Der Wirkungsmechanismus ist unbekannt.

Wirkungsspektrum: Exoerythrozytäre Formen und Gametozyten von Plasmodium spp.

Pharmakokinetische Eigenschaften: Gute Resorption. Serumspitzenkonzentrationen nach 6 Stunden, Konzentrationsabfall auf nicht meßbare Werte innerhalb von 24 Stunden. HWZ etwa 12 Stunden.

Dosierung:
- **Kinder:**   0,25 mg/kg/Tag p. o. über 14 Tage.
- **Erwachsene:**   15 mg/Tag p. o. über 14 Tage.

Proguanil   Paludrine®

Ein Biguanid, das nur in Kombination mit Atovaquon zur Malariatherapie und in Kombination mit Chloroquin zur Malariaprophylaxe eingesetzt wird (S. ##)

Pharmakokinetische Eigenschaften: Langsame Resorption. Etwa 50 % renale und 10 % enterale Ausscheidung. HWZ etwa 20 Stunden.

Pyrantelembonat   Helmex®

Das Anthelmintikum ist Mittel der Wahl bei der Behandlung der Enterobiasis. Seine Wirkungen beruhen auf einer Hemmung der Acetylcholinesterasen und einer Auslösung von neuromuskulären Blockaden in den Muskelzellen der Helminthen.

Wirkungsspektrum: Enterobius vermicularis (Oxyuren), Ascaris lumbricoides, Trichostrongylus spp., Ancylostoma duodenale, Necator americanus, Moniliformis moniliformis.

Keine oder nur schwache Wirkung: Trichuris trichiura.

Pharmakokinetische Eigenschaften: Es erfolgt eine nur schwache Resorption. Weniger als 15 % der Gesamtsubstanz oder seines Metaboliten werden renal ausgeschieden. HWZ 2–4 Stunden.

Dosierung:
Kinder ab 7. Lebensmonat und Erwachsene, 10 mg/kg als Einmaldosis p. o. (max. 1 g).

Pyrimethamin	Daraprim®

Pyrimethamin wird in Kombination mit Sulfadoxin (Fansidar®) in der Malariatherapie nur noch selten angewendet. Dagegen ist die Kombination mit Sulfadiazin unverändert die Standardtherapie der Toxoplasmose. Seine Wirkung beruht auf der Hemmung der parasitären Folatreduktase (Toxoplasma gondii, Plasmodium spp.).

Pharmakokinetische Eigenschaften: Gute Resorption. Ausgeprägte Metabolisierung, weniger als 3 % des 2,4-Diaminopyrimidins werden unverändert renal ausgeschieden.

Dosierung:
Siehe Toxoplasmose.

Pyrviniumembonat	Pyrcon, Molevac®

Pyrvinium ist ein Cyaninfarbstoff. Die Wirksamkeit beruht auf einer enzymatischen Hemmung des Kohlenhydratstoffwechsels der Oxyuren. Die Darreichungsform ist Pyrviniumbase.

Wirkungsspektrum: Enterobius vermicularis, Hymenolepis nana.

Keine oder nur schwache Wirkung: Taenia solium, Taenia saginata.

Pharmakokinetische Eigenschaften: Keine Resorption.

Dosierung:
Ab 4. Lebensmonat: 5 mg/kg als Einzeldosis (bei Enterobiasis).

Tiabendazol	Mintezol®

Tiabendazol ist ein Benzimidazolderivat, dessen Wirkmechanismus nicht sicher bekannt ist. Wahrscheinlich blockiert das Benzimidazol die Glukoseaufnahme der Parasiten.

Wirkungsspektrum: Strongyloides stercoralis, Trichinella spp., Trichuris trichiura, Ascaris lumbricoides, Enterobius vermicularis u. a.

Keine oder nur schwache Wirkung: Trematoden, Amöben.

Pharmakokinetische Eigenschaften: Rasche Resorption aus dem Gastrointestinaltrakt. Der Hauptmetabolit ist das 5-Hydroxy-Tiabendazol. das sulfatiert und glucoronidiert wird. Die Ausscheidung erfolgt vorwiegend renal.

Dosierung (bei Strongyloidiasis):
- **Kinder:** am 1. Tag 30 mg/kg in 3 ED, 2.–4. Tag 45– 50 mg/kg in 2–3 ED.
- **Erwachsene:** 2 × 25 mg/kg/Tag für 3 Tage.

Arzneimittelschäden der Leber sind im Kindes- und Jugendalter seltener als im Erwachsenenalter. Der Grund liegt vor allem darin, daß diese Arzneimittel meist nur kurzfristig auf eine im allgemeinen nicht vorgeschädigte Leber einwirken. Prinzipiell gibt es jedoch hinsichtlich der Reaktionsformen der Leber keine Unterschiede zum Erwachsenenalter.

Viele Antimikrobiotika werden in der Leber verstoffwechselt und/oder über das Gallengangssystem ausgeschieden. Einige dieser Substanzen interferieren mit physiologischen Prozessen in der Leber, andere können zytotoxische und cholestatische Schäden verursachen. Auf S. 168 findet sich eine Übersicht über die Hepatotoxizität der antibakteriellen Chemotherapeutika. Zu Hämolyse bei Glukose-6-Phosphat-Dehydrogenase-Mangel siehe S. 192.

Im einzelnen sind folgende hepatischen Unverträglichkeitserscheinungen zu erwarten:

- **Betalaktamantibiotika**
  - **Penicilline:** Anstieg der Transaminasen, cholestatische Hepatitis (Isoxazolylpenicilline)
  - **Betalaktamase-Hemmer:** Cholestase
  - **Cephalosporine:** Anstieg der Transaminasen, Gerinnungsstörungen (Cefamandol, Cefoperazon), Pseudolithiasis (Ceftriaxon)
  - **Carbapeneme:** Anstieg der Transaminasen und der alkalischen Phosphatase
- **Aminoglykoside:** Keine nennenswerten Unverträglichkeiten
- **Makrolide:** Cholestase, Hepatitis, Alteration des Cytochrom P-450-abhängigen Enzymsystems
- **Sulfonamide:** Cholestase, Nekrosen
- **Tetracycline:** Fettleber, Cholestase, Nekrosen
- **Nitrofurantoin:** Chronische Hepatitis, Cholestase, Granulome
- **Antituberkulotika:** Akute Hepatitis (INH, Rifampicin, Pyrazinamid), chronische Hepatitis (INH), Störung des Bilirubintransportes (Rifampicin)
- **Antimykotika:** Schwere Leberfunktionsstörungen (Ketoconazol), Transaminasenerhöhungen (Amphotericin B, Fluconazol, Flucytosin)

Die folgenden Antiinfektiva, von denen eine, wenn auch seltene, toxische oder idiosynkratische Hepatotoxizität bekannt ist, sollten bei allen akuten Leberkrankheiten, bei einer gleichzeitigen renalen Insuffizienz und bei *schweren* Leberkrankheiten möglichst nicht verordnet werden. Wenn der Einsatz dieser Antimikrobiotika nicht zu umgehen ist, sollte geprüft werden, ob die Dosis reduziert werden muß und ob ein Drug monitoring sinnvoll erscheint. Darüber hinaus sind die vielfältigen Interaktionen zu beachten.

- Mezlocillin, Piperacillin
- Aztreonam
- Cefoperazon, Ceftriaxon
- Ciprofloxacin und andere Chinolone
- Chloramphenicol
- Clindamycin
- Erythromycin, Clarithromycin, Roxithromycin und andere Makrolide
- Ethionamid, Isoniazid, Rifampicin, Pyrazinamid
- Metronidazol
- Ketoconazol, Fluconazol, Itraconazol, Griseofulvin
- Nitrofurantoin
- Sulfonamide
- Ticarcillin $\pm$ Clavulansäure
- Tetracycline

Patienten mit einer Niereninsuffizienz sollten bevorzugt Antimikrobiotika erhalten, die vorwiegend biliär oder renal und biliär ausgeschieden werden, wie z. B. Cefotaxim, Ceftriaxon, Makrolide, Doxycyclin, Chloramphenicol, Ciprofloxacin, Sulfamethoxazol, Clindamycin und Fusidinsäure.

Diese Substanzen können bei Kindern und Jugendlichen mit einer leichten (Kreatinin 70–150 μmol/l, Clearance 80–51 ml/min) bis mäßigen Nierenfunktionsstörung (Kreatinin 151–500 μmol/l, Clearance 50–10 ml/min) im allgemeinen ohne Reduktion der Tagesdosis verabreicht werden.

Penicilline, Cephalosporine (außer Cefotaxim und Ceftriaxon), Carbapeneme, Glykopeptide, Aminoglykoside, Ofloxacin bzw. Levofloxacin und Trimethoprim sind weniger geeignet. Für die Dosierung dieser Antimikrobiotika ist der Grad der Nierenfunktionsstörung entscheidend, der am zuverlässigsten durch die Kreatinin-Clearance bestimmt wird. Für die klinische Praxis ist aber – zumindest im Kindesalter – der Serumkreatininwert von größerer Bedeutung.

Die Reduktion der Tagesdosis geschieht entweder durch eine Verlängerung des Dosierungsintervalls oder durch eine Verringerung der Einzeldosis. Der erste Weg führt zu hohen Spitzenspiegel, die langsam zu möglicherweise subinhibitorischen Konzentrationen abfallen. Beim zweiten Weg ist eine ausreichende chemotherapeutische Wirkung auf Grund evtl. zu geringer Gewebespiegel nicht immer garantiert.

Penicilline sind wenig toxisch. Sie können im allgemeinen trotz Kumulation in normaler Tagesdosis verordnet werden. Sehr hohe Tagesdosen (> 10 Mio IE/Tag) sollte man jedoch meiden (Krämpfe).

Da Empfehlungen aus der Erwachsenenheilkunde nicht vorbehaltlos auf Kinder übertragen werden können, wird im Zweifelsfall folgendes Vorgehen angeraten:

- Am 1. Tag normale altersgerechte Dosierung und Drug monitoring.
- Danach das Antimikrobiotikum in Abhängigkeit von der ermittelten Halbwertzeit in normaler ED mit verlängertem Intervall geben, über Richtwerte siehe Tabelle 8.1.
- Drug monitoring etwa jeden 3.–4. Tag wiederholen usw.

Ein *Drug monitoring* ist gelegentlich auch bei Patienten ohne Nierenfunktionsstörung notwendig, z. B. bei Anwendung von Vancomycin, Chloramphenicol, Flucytosin und unter bestimmten Situationen auch von Aminoglykosiden. Weitere Indikationen für ein Drug monitoring können hohe Dosierung, schnell sich ändernde Nierenfunktion, anephrische Patienten und Hämodialyse sein.

Grundsätzlich wird das Drug monitoring nur dann empfohlen, wenn sich aus den Befunden Konsequenzen zum Handeln ergeben könnten. Die in Tabelle 8.2 angegebenen Spitzen- und Talspiegel sollten nicht überschritten werden. Die Serumspiegel von Teicoplanin brauchen nur bei Patienten mit schweren Infektionen bestimmt zu werden. Dadurch soll überprüft werden, ob die Spiegel wirklich ausreichend hoch sind. Wenn Aminoglykoside einmal täglich dosiert werden, sollten die Talspiegel bestimmt werden.

Tabelle 8.1 Richtwerte für das Dosierungsintervall (Stunden) bei Kindern und Jugendlichen mit Nierenfunktionsstörung. Die Einzeldosis entspricht derjenigen von nierengesunden Patienten.

Antimikrobiotikum	Serumkreatinin (µmol/l)			
	< 70	70–150	151–500	> 500
Aciclovir	8	8	12–24	24[1]
Amikacin	8	24	24–72	72–96
Amoxicillin-Clavulansäure	8	12	12[1]	24[1]
Ampicillin-Sulbactam	8	8	12	48
Ampicillin, Amoxicillin	6	8	12	12–24
Azithromycin	unverändert	unverändert	unverändert	unverändert
Mezlocillin, Piperacillin	6	8	8	12–24
Cefaclor, Cefuroximaxetil	8	8	8	12
Cefepim	12	12	24	48
Cefixim	24	24	24	24
Cefotaxim	8	8	8	12
Cefotiam, Cefuroxim	6	8	12	24
Cefpodoximproxetil	12	12	12	24
Ceftazidim	8	12	24	48
Ceftriaxon	24	24	24	24
Ciprofloxacin	12	12	12	24
Clarithromycin, Roxithromycin	12	12	12	12
Clindamycin	6	6	8	12
Doxycyclin, Minocyclin	24	24	24	24
Erythromycin	8	8	8	8
Flucloxacillin	6	8	8	12
Fluconazol	24	48	72	96
Flucytosin	6	8	12–24	24–48

Tabelle 8.1 Fortsetzung.

Antimikrobiotikum	Serumkreatinin (μ mol/l)			
	< 70	70–150	151–500	> 500
Ganciclovir	12	12^1	24^1	24^1
Gentamicin,	8	12	18–24	48
Tobramycin				
Imipenem	6	8	12	12–24
Loracarbef	12	12	24	48
Meropenem	8	8	12	24
Metronidazol	8	8	12	24
Oxacillin	6	6	6	8
Penicillin G	6	8	8	12
Rifampicin	12	12	12	12
Teicoplanin^2	24	24	48	72
Co-trimoxazol	12	12	24	–
Vancomycin	12	72	240	240

[1] Zusätzlich reduzierte ED (um 50 %).
[2] In den ersten 3 Tagen Dosierung wie beim Nierengesunden.

Tabelle 8.2 Richtwerte für Serumspiegelbestimmung von Antimikrobiotika (mg/l)

Antimikrobiotikum		Einstundenwert (Spitzenspiegel)	Talspiegel
Amikacin	einmal/Tag)	40–55	< 5 (–10)
	(mehrmals/Tag)	15–30	< 5
Chloramphenicol		10–25	< 5
Chinin		5–10	< 5
Flucytosin		40–60	25–40
Gentamicin	(einmal/Tag)	15–25	< 2
	(mehrmals/Tag)	5–10	< 2
Netilmicin	(einmal/Tag)	15–25	< 2
	(mehrmals/Tag)	5–10	< 2
Rifampicin		4–14	< 0,5
Teicoplanin		> 40	10–15
Tobramycin	(einmal/Tag)	15–25	< 2
	(mehrmals/Tag)	5–10	< 2
Vancomycin		15–40	< 5 (–15)

Definition wichtiger Begriffe

Im folgenden sind bedeutsame Arzneimittelrisiken von Antimikrobiotika sowie für das Kindesalter zu beachtende Anwendungsbeschränkungen in Stichworten zusammengestellt. Für weitere Angaben wird auf die Fachinformationen der Hersteller zu dem jeweiligen Arzneimittel und auf das Kapitel 3 „Antimikrobiotika" verwiesen.

Gegenanzeigen (Gegenanz.): Es werden die für das Arzneimittel bei systemischer, d. h. in der Regel bei oraler oder parenteraler Anwendung bestehenden Kontraindikationen und Anwendungsbeschränkungen aufgeführt.

Nebenwirkungen (Nebenw.): Hier werden die bei bestimmungsgemäßen Gebrauch beobachteten Nebenwirkungen stichwortartig genannt. Im wesentlichen handelt es sich um schädliche bzw. unerwünschte Wirkungen, die allergischer oder toxischer Natur sein können. Zu den allgemeinen Nebenerscheinungen einer antimikrobiellen Therapie gehören weiterhin die Selektion resistenter Keime und die Verschleierung von Krankheitsbildern. Am Ende dieses Kapitels sind einige bedeutsame Nebenwirkungen nach ihrem klinischen Symptom für die jeweiligen Antimikrobiotika nochmals gesondert aufgeführt. Die Tabelle 9.1 informiert zusammenfassend über toxische und allergische Nebenwirkungen häufig verwendeter Antimikrobiotika.

Wechselwirkungen (Wechselw.): Die Angaben beziehen sich auf klinisch relevante Wechselwirkungen. Das sind vor allem eine erhöhte oder abgeschwächte Wirksamkeit und verstärkte Nebenwirkungen der interagierenden Pharmaka.

Schwangerschaft (Schwang.): Über die Anwendbarkeit von Antimikrobiotika in der Schwangerschaft liegen nur wenig gesicherte und zum Teil auch widersprüchliche Angaben vor. Grundsätzlich setzt die Anwendung eines Arzneimittels in der Schwangerschaft eine Risikoabwägung für Mutter und Kind und damit – vor allem im 1. Trimenon – eine besonders kritische Indikationsstellung sowie die Erwägung einer geeigneten Therapiealternative voraus.
Da die Hersteller, insbesondere bei neueren Substanzen, die Schwangerschaft aus Vorsichtsgründen als „Gegenanzeige" behandeln, wird als Entscheidungshilfe eine stichwortartige Einschätzung der tierexperimentellen Befunde zur Reproduktionstoxizität angefügt.

Stillzeit (Stillz.): Auch die Anwendbarkeit von Antimikrobiotika in der Stillzeit ist überwiegend unzureichend untersucht. Bei der Behandlung mit

Tabelle 9.1 Toxische und allergische Nebenwirkungen häufig verwendeter Antimikrobiotika

Antibiotikum	Allergie	organotrope toxische Nebenwirkungen				Magen-Darm-Störungen durch Schädigung der Darmflora
		ZNS	Nieren	Leber	Blut	
Penicilline	+++	+	−	+	+	+
Cephalosporine	++	−	+	−	+	+
Carbapeneme	+	++	−	(+)	(+)	+
Makrolide	+	−	−	+	−	+
Lincosamide	+	−	−	(+)	+	++
Tetracycline	+	−	+	++	+	++
Aminoglykoside	+	++	++	−	−	(+)
Nitrofurantoin	++	++	−	+	++	+++
Sulfonamide	+++	+	++	++	++	+ bis +++
Chinolone	+	++	(+)	(+)	+	++

+++ häufig (ca. 8–10 %), ++ gelegentlich, (> 5 %), + selten (< 5 %), (+) sehr selten (< 1 %). nach: DGPI-Handbuch: Infektionen bei Kindern und Jugendlichen, 3. Aufl. 2000.

Antimikrobiotika sollte der Säugling immer überwacht werden. An die Möglichkeit einer Beeinflussung der physiologischen Darmflora mit Durchfall oder Hefepilzbesiedlung ist zu denken. Bei einem gestörten Abbau oder bei einer Ausscheidungshemmung kann es zu einem erhöhten Spiegel in der Muttermilch kommen. In solchen Fällen empfiehlt sich ein Drug monitoring.

Das Abstillen ist heute zugunsten einer zeitweisen Ernährung mit einer hypoallergenen Nahrung verlassen worden. Antimikrobiotikaspiegel in der Muttermilch, die über 50 % des mütterlichen Serumspiegels betragen, sind mit +++, solche unter 50 % mit ++ sowie im Fall eines Übertritts in Spuren oder eines nicht nachweisbaren Muttermilchspiegels mit <+ gekennzeichnet.

Antibiotika und ihre Anwendungsrisiken

Aciclovir

Gegenanz.: Bei eingeschränkter Nierenfunktion möglichst keine prophylaktische Anwendung.

Nebenw.: Nierenfunktionsstörung (Dosisanpassung erforderlich), Phlebitis (langsame Infusion beachten), Leberfunktionsstörung, bei Gabe per os gastrointestinale Störungen; selten Exantheme, Fieber, Hämatotoxizität; bei komplizierten Krankheitsverläufen neurotoxische Reaktionen (Psychosen, Krampf, Koma).

Wechselw.: Ausscheidungshemmung durch Probenecid. Ciclosporin verstärkt Nephrotoxizität.

Schwang.: Äußerst strenge Indikationsstellung, tierexp. Hinweis auf embryo-/foetotoxische Wirkung.

Stillz.: Stillen aussetzen, Muttermilchspiegel +++.

Albendazol

Gegenanz.: Schwere Leberinsuffizienz.

Nebenw.: Bei hohen Dosen gastrointestinale Störungen, Kopfschmerzen, Schwindel, selten Fieber, Hautreaktionen, reversible Blutbildveränderungen, Leberenzymerhöhungen.

Wechselw.: Dexamethasongabe erhöht Albendazolsulfoxid-Serumspiegel. Cimetidin verzögert Albendazol-Metabolisierung. Abgeschwächte Wirkung oraler Kontrazeptiva.

Schwang./Stillz.: Strenge Indikationsstellung, nicht in Frühschwangerschaft (tierexperimentell teratogen, embryotoxisch).

Amantadin/Rimantadin

Gegenanz.: Schwere Leberfunktionsstörung, Niereninsuffizienz, schwere psychische Störungen (auch in der Anamnese), Anfallsleiden, Verwirrtheitszustände. Vorsicht bei Magenulzera.

Nebenw.: Gastrointestinale Störungen, zentralnervöse Überregbarkeit, Schlafstörungen.

Wechselw.: Verstärkt anticholinerge Wirkung von Anticholinergika und zentrale Wirkung von Sympathomimetika, Alkoholtoleranz vermindert.

Schwang.: Kontraindiziert (teratogen an Ratte).

Stillz.: Stillen aussetzen, Muttermilchspiegel <+.

Pädiatrie: Keine Erfahrung über Anwendung an Kinder < 1 Jahr.

Aminoglykosid-Antibiotika (Amikacin, Gentamicin, Netilmicin, Tobramycin)

Gegenanz.: Vorschädigung von Vestibular- oder Cochlearorgan.

Vorsicht bei eingeschränkter Nierenfunktion (Dosisanpassung, ggf. Drug monitoring), Myasthenia gravis, Säuglingsbotulismus.

Nebenw.: Hörschaden, Vestibularisschäden, Nierenschäden bei unangepaßter Dosierung, selten neuromuskuläre Blockade, Parästhesien.

Wechselw.: Durch Schleifendiuretika wird die Oto- und Nephrotoxizität der Aminoglykoside erhöht; mit Halothan, Methoxyfluran, Curare-artigen Mitteln und Succinylcholin wird die neuromuskuläre Blockade verstärkt; Betalaktamantibiotika bedingen Instabilität in vitro, deshalb sollen sie und Aminoglykoside getrennt verabreicht werden.

Schwang.: Strenge Indikationsstellung (cave Hörschädigung beim Kind).

Stillz.: Anwendung vertretbar, Muttermilchspiegel ++, enterale Resorption unwahrscheinlich.

Amphotericin B

Gegenanz.: Schwere Leber- und Nierenfunktionsstörung.

Nebenw.: Vielfältig, u. a. Nephrotoxität, Fieber, Schüttelfrost, Erbrechen, Kreislaufkollaps, Anämie, Thrombophlebitis; selten sind Leuko- und Thrombozytopenien, Leberschäden, Arrhythmien (bei zu schneller Infusion). Reduzierung der Nebenwirkungen in lipidhaltigen Infusionslösungen.

Wechselw.: Digitoxin, Strophanthin und Curare-artige Muskelrelaxantien verstärken die Wirkung von Amphotericin B; ACTH und Kortikoide können zur Hypokaliämie führen; Vorsicht bei gleichzeitiger Gabe nephrotoxischer Substanzen.

Schwang./Stillz.: Strenge Indikationsstellung, keine ausreichenden Erfahrungen, Muttermilchspiegel wahrscheinlich <+.

Atovaquon/Proguanilhydrochlorid

Gegenanz.: Überempfindlichkeit. Vorsicht bei Patienten mit akutem Nierenversagen.

Nebenw.: Kombinationsarzneimittel. Bauchschmerzen, Übelkeit, Erbrechen, Diarrhoe, Kopfschmerzen. Reversible Transaminasenerhöhungen.

Wechselw.: Atovaquon-Plasmaspiegel wird durch gleichzeitige Gabe von Metoclopramid, Tetracyclinen und Rifampicin deutlich gesenkt.

Schwang./Stillz.: Strenge Indikationsstellung in der Schwangerschaft (keine Erfahrungen). Im Tierversuch keine Embryotoxizität. Die Muttermilchspiegel von Atovaquon sind unbekannt (bei Ratten etwa 30 % der Plasmaspiegel); Proguanil ++. Während der Einnahme von Atovaquon sollte das Stillen ausgesetzt werden.

Aztreonam

Gegenanz.: Begrenzte Erfahrungen im Kindesalter.

Nebenw.: Allergische Hautreaktionen, gastrointestinale Störungen, selten Hepatitis, Anämie und Thrombozytopenie.

Wechselw.: Erhöhtes Krampfrisiko bei gleichzeitiger Ganciclovirgabe.

Schwang./Stillz.: Anwendbar.

Brivudin

Gegenanz.: Schwere Nierenfunktionsstörung.

Nebenw.: Gastrointestinale Störungen; selten Transaminasenanstieg, Proteinurie, Glucosurie, Blutbildveränderungen.

Wechselw.: Wirkungsverstärkung von Fluorouracil.

Schwang./Stillz.: Strenge Indikationsstellung.

Cephalosporine

Gegenanz.: Cephalosporinallergie. Bei Penicillinallergie mögliche Kreuzallergie zu Cephalosporinen beachten: Bei Allergie vom Soforttyp (Anaphylaxie, Urticaria) keine Cephalosporine anwenden, bei Allergie vom verzögerten Typ können Cephalosporine – vor allem Oralcephalosporine – verordnet werden.

Nebenw.: Immunologisch bedingte Neutropenie, bei Cephalosporinen mit Methylthiotetrazol-Seitenkette (Cefamandol, Cefmenoxim, Cefoperazon, Cefotetan, Latamoxef) droht Gerinnungsstörung (Vit. K als Antidot).

Wechselw.: Ethanol (Disulfirameffekt), Inkompatibilität mit Aminoglykosiden (getrennte Verabreichung). Daß die Kombination von Cephalosporinen mit Aminoglykosiden und Schleifendiuretika die Nephrotoxizität erhöht, ist nicht bewiesen. Falsch positiver Coombs-Test möglich. Bei oraler Gabe Inaktivierung durch N-Acetylcystein. Bei Ganciclovirgabe erhöhte Krampfbereitschaft.

Schwang./Stillz.: Obwohl Cephalosporine als relativ sicher gelten, sollte bei neueren Präparaten eine kritische Indikationsstellung angewandt werden (keine ausreichenden Erfahrungen).

Chinolone (Ciprofloxacin u. a.)

Gegenanz.: Kinder und Jugendliche in der Wachstumsphase, zerebrales Anfallsleiden. Vorsicht bei Patienten mit niedriger Krampfschwelle sowie bei Niereninsuffizienz.

Nebenw.: Gastrointestinale und zentralnervöse Störungen und psychotische Reaktionen, Kreislaufreaktionen; selten Sehnen- und Gelenkbeschwerden, Transaminasenanstieg, Leukopenie, Anämie, Hautreaktionen, Hyperurikämie, Kristallurie, Photosensibilität.

Wechselw.: Resorptionsminderung durch mineralische Antazida und Eisen. Überdosierungssymptome von Theophyllin, Warfarin, Phenazon, nichtsteroidale Antiphlogistika. Keine gleichzeitige Verabreichung mit Chinin, Chloroquin, Mefloquin (Krampfrisiko erhöht).

Schwang.: Kontraindiziert.

Stillz.: Kontraindiziert, Muttermilchspiegel für Ciprofloxacin +++.

Chloramphenicol

Gegenanz.: Hämopathien, schwere Leberfunktionsstörungen, Überempfindlichkeit. Nicht prophylaktisch oder bei Infektionen anzuwenden, für die eine risikoärmere Alternative vorliegt (die heutzutage fast immer vorhanden ist).

Nebenw.: Gray-Syndrom bei Neugeborenen (Dosisanpassung!), irreversible Knochenmarkdepression, selten irreversible aplastische Anämie, gastrointestinale Störungen, Optikusneuritis, Allergie.

Wechselw.: Verstärkung der Blutbildschäden durch hämatoxische Substanzen (Hydantoine, Phenothiazine, Phenylbutazon, Sulfonamide); Verstärkung der Wirkung von Phenytoin und oraler Antikoagulantien; mit Paracetamol verlängerte Halbwertzeit des Chloramphenicols.

Schwang.: Kontraindiziert.

Stillz.: Kontraindiziert.

Chloroquin

Gegenanz.: Retinopathien, Niereninsuffizienz (cave: Kumulation), Störung der Hämatopoese, Glucose-6-Phosphat-Dehydrogenase-Mangel (hämolytische Anämie), Vorsicht bei Epilepsie. Bei Langzeitanwendung vierteljährlich ophthalmologische Kontrolle des Augenhintergrundes.

Nebenw.: Juckreiz, Hautreaktion (selten schwerwiegend), Photodermatosen, Verfärbung von Haut und Haar, gelegentlich Kopfschmerz, gastrointestinale Beschwerden; selten sind Tinnitus, akute intermittierende Porphyrie, Exazerbation einer Psoriasis, Provokation epileptischer Anfälle, Psychosen, Herz-Kreislauf-Reaktionen (Blutdruckabfall), Blutbildveränderungen; bei Langzeitanwendung hoher Dosen (irreversible) Retinopathie.

Wechselw.: Durch Kortikoide kann eine Kardiomyopathie verstärkt werden. Beschleunigung der Metabolisierung von Valproinsäure bei gleichzeitiger Gabe. Komedikation mit Chinolonen meiden (Krampfrisiko erhöht).

Schwang.: Zur Malariaprophylaxe und -therapie anwendbar, bei Amoebiasis Therapie im 1. Trimenon vermeiden.

Stillz.: Zur Malaria-Prophylaxe anwendbar, bei Therapie Stillen absetzen.

Clindamycin

Gegenanz.: Vorsicht bei Störungen der neuromuskulären Übertragung sowie bei Asthmatikern! Wegen Benzylalkohol keine Anwendung bei Frühgeborenen oder unreifen Neugeborenen (Atemstörung, Angioödeme).

Nebenw.: Blutdruckabfall bei zu schneller i. v. Injektion, Leberfunktionsstörungen, Blutbildschäden, gastrointestinale Störungen (an pseudomembranöse Kolitis denken), Hautreaktionen.

Wechselw.: Erhöhte muskelrelaxierende Wirkung bei curareartigen Mitteln; in Kombination mit Erythromycin Wirkungsabfall beider Antibiotika. Erhöhung der Digoxinblutspiegel.

Schwang.: Kontraindiziert (unzureichende Erfahrungen).

Stillz.: Stillen absetzen, Muttermilchspiegel ++.

Didanosin

Gegenanz.: Phenylketonurie.

Nebenw.: Vielfältig, u. a. Diarrhoe, Erbrechen, Schüttelfrost, Fieber, Kopfschmerzen, zentralnervöse Störungen, Blutbildveränderungen, Transaminasenanstieg, Pankreatitis, periphere Neuropathie, Depigmentierung der Netzhaut (bei Kindern).

Wechselw.: Bei gleichzeitiger Gabe von Didanosin und Rifabutin, Rifampicin unerwartete Todesfälle beschrieben.

Schwang./Stillz.: Kontraindiziert.

Doxycyclin/Tetracycline

Gegenanz.: Schwere Leberfunktionsstörungen, Niereninsuffizienz, Myasthenia gravis, Überempfindlichkeit gegen Tetracycline, Sulfitintoleranz. Vorsicht bei kardialer Dekompensation und/oder Herzrhythmusstörungen sowie bei allergischer Disposition, z. B. Asthma (Anwendung nur als Infusion). Bei Nierenfunktionsstörungen verlangsamte Ausscheidung des Polyvidons beachten. Kinder unter 8 Jahren sollten Tetracycline nur bei vitaler Indikation erhalten!

Nebenw.: Knochen- und Zahnentwicklungsstörungen bei Kindern unter 8 Jahren und wenn die Anwendung in der Schwangerschaft nach dem 3. Monat erfolgte. Gastrointestinale Störungen vorwiegend bei älteren Schulkindern. Leberschäden, Kumulation bei eingeschränkter Nierenfunktion (außer bei Doxycyclin!), Glossitis, Ösophagitis; selten sind allergische Reaktionen (beachte: Sulfitintoleranz), Hirndrucksteigerungen, Photodermatosen, Onycholysis, Blutdyskrasien, Pankreatitis.

Wechselw.: Wirkungsabschwächung von Tetracyclinen durch Antazida, Cholestyramin, Milch, Calcium-, Eisen- und Zinksalze, Cimetidin, Phenytoin, Carbamazepin, Phenobarbital; Toxizität von Methotrexat sowie Wirkung von Antikoagulatien werden durch Tetracycline verstärkt.

Schwang.: Kontraindiziert; bis 15. Schwangerschaftswoche bei strenger Indikation erlaubt.

Stillz.: Strenge Indikationsstellung, Muttermilchspiegel ++ (Bioverfügbarkeit durch Calcium gesenkt).

Ethambutol

Gegenanz.: Vorschädigung des N. opticus.

Nebenw.: Optikuschäden (Störung des Rot-Grün-Sehens).

Wechselw.: Bei gleichzeitiger Gabe von Ethambutol und Ethanol besteht erhöhte Gefahr einer Optikusneuritis.

Schwang.: Strenge Indikationsstellung.

Stillz.: Stillen ist bei strenger Indikationsstellung vertretbar, Muttermilchspiegel +++.

Famciclovir

Gegenanz.: Patienten unter 18 Jahre (begrenzte Erfahrungen), Zoster mit Augen- oder ZNS-Beteiligung.

Nebenw.: Gastrointestinale Störungen, ZNS-Reaktionen.

Wechselw.: Wirkungsverstärkung von Digoxin möglich.

Schwang./Stillz.: Kontraindiziert, da keine Erfahrungen vorliegen.

Fluconazol

Gegenanz.: Bekannte Überempfindlichkeit gegen Fluconazol oder Triazole. Vorsicht bei schwerer Leberfunktionsstörung!

Nebenw.: Gastrointestinale Störungen, Hautausschläge, Kopfschmerz, periphere Neuropathie, Blutbildveränderungen; schwere Hautreaktionen bei AIDS-Patienten (nicht gesichert).

Wechselw.: Mit oralen Antikoagulantien verlängerte Prothrombinzeit; Fluconazol-Spiegel werden erhöht durch Hydrochlorothiazid und Phenytoin und gesenkt durch Rifampicin. Wirkungsverstärkung von Theophyllin, Terfenadin, Astemizol, Carbamazepin, Cisaprid und Midazolam.

Schwang.: Strenge Indikationsstellung.

Stillz.: Stillen aussetzen, Muttermilchspiegel +.

Flucytosin

Gegenanz.: Vorsicht bei schwerer Störung von Leber- und Nierenfunktion.

Nebenw.: Übelkeit, Erbrechen, Diarrhoe, allergische Reaktionen, Blutbild-veränderungen, Leberfunktionsstörung (Anstieg der Enzymwerte), Photosensibilität.

Wechselw.: Antimykotische Wirkung des Flucytosins wird durch Cytarabin aufgehoben. Nephrotoxische Substanzen können die Halbwertzeit verlängern.

Schwang./Stillz.: Äußerst strenge Indikationsstellung.

Foscarnet

Gegenanz.: Patienten mit i. v. Gabe von Pentamidin (kann zur Niereninsuffizienz führen).

Nebenw.: Vielfältig, u. a. gastrointestinale Störungen, Nierenfunktionsstörungen, neurologische Störungen, Exantheme, Anämie.

Wechselw.: Bei gleichzeitiger Gabe mit anderen potentiell nephrotoxischen Substanzen wie z. B. Amphotericin B, Vancomycin, Aminoglykoside, Cisplatin, Aciclovir kann Nierenschädigung potenziert werden.

Schwang./Stillz.: Kontraindiziert (Risiko mutagener/karzinogener Wirkung).

Fosfomycin

Gegenanz.: Überempfindlichkeit.

Nebenw.: Hautausschläge; selten: Exantheme, gastrointestinale Symptome, Phlebitis, erhöhte Leberenzymwerte, Dyspnoe. Natriumbelastung beachten!

Wechselw.: Synergismus mit bakteriziden Antibiotika.

Schwang.: Nur bei vitaler Indikation einsetzen.

Stillz.: Anwendung vermeiden.

Fusidinsäure

Gegenanz.: Keine.

Nebenw.: Blutbildveränderungen, gastrointestinale Störungen; selten Transaminasen- und Bilirubinerhöhungen.

Wechselw.: Keine gleichzeitige Gabe von Antazida oder Natriumcarbonat.

Schwang./Stillz.: Keine Anwendungsbeschränkung, Erfahrungen jedoch gering.

Ganciclovir

Gegenanz.: Überempfindlichkeit gegen Aciclovir, ausgeprägte Neutro- oder Thrombozytopenie.

Nebenw.: Vielfältig, u. a. Neutro- und Thrombozytopenie, Tachykardie, zentralnervöse Störungen, gastrointestinale Störungen, Leber- und Nierenfunktionsstörungen, Exantheme.

Wechselw.: Additive Toxizität mit Dapson, Vincristin, Pentamidin, Adriamycin, Amphotericin B, Trimethoprim-Sulfamethoxazol, Azidothymidin, Flucytosin. Erhöhte Krampfbereitschaft bei gleichzeitiger Gabe von Betalaktamantibiotika.

Schwang./Stillz.: Kontraindiziert (Risiko mutagener/karzinogener Wirkung).

Griseofulvin

Gegenanz.: Akute hepatische Porphyrie, schwere Störungen der Leberfunktion, Kollagenosen.

Nebenw.: Gastrointestinale und zentralnervöse Störungen, allergische Reaktionen (Haut), Photodermatosen, selten: Albuminurie, periphere Neuropathie, Granulozytopenie, Leukopenie.

Wechselw.: Barbiturate mindern die Griseofulvinwirkung. Wirkungsabschwächung von Cumarin. Fraglicher Konzeptionsschutz oraler Kontrazeptiva.

Schwang.: Kontraindiziert (tierexperimentell teratogen).

Stillz.: Anwendung vermeiden (keine Erfahrungen).

Halofantrin

Gegenanz.: Kardiale Repolarisationsstörungen (angeborene oder erworbene QT-Zeit-Verlängerung).

Nebenw.: Gastrointestinale Störungen, Kopfschmerzen, Hautreaktionen, Anstieg von Leberenzymen, selten ventrikuläre Rhythmusstörungen.

Wechselw.: Bei gleichzeitiger Mefloquingabe ist eine weitere Verlängerung des QT-Intervalls möglich.

Schwang.: Strenge Indikationsstellung (tierexperimentell embryotoxisch).

Stillz.: Strenge Indikationsstellung, Muttermilchspiegel+.

Imipenem

Gegenanz.: Vorsicht bei ZNS-Schäden und Nierenfunktionsstörung (Krampfanfall bei hoher Dosierung).

Nebenw.: Lokale Reaktionen an Injektionsstelle, allergische Reaktionen, gastrointestinale Symptome; selten Lyell-Syndrom, Blutbildveränderungen, Leber- und Nierenfunktionsstörung, Gerinnungsstörung, falsch positiver direkter Coombs-Test, zentralnervöse Reaktion (Verwirrtheit, Krampfanfälle); bei Kindern rötliche Urinfärbung möglich.

Wechselw.: Ausscheidungshemmung durch Probenecid. Erhöhte Krampfbereitschaft bei gleichzeitiger Ganciclovirgabe.

Schwang.: Nur bei zwingender Notwendigkeit einsetzen.

Stillz.: Imipenem wird enteral kaum resorbiert. Dennoch Anwendung möglichst vermeiden.

Interferon α

Gegenanz.: Herzkrankheiten (auch in der Anamnese), zerebrales Anfallsleiden, schwere Leber- oder Nierenfunktionsstörung, schwere Knochenmarkschäden, Albuminüberempfindlichkeit.

Nebenw.: "Flu-like-syndrome", u. a. Fieber, Übelkeit, Erbrechen, Kopf-, Muskel- und Gelenkschmerzen, weiterhin Stomatitis, Diarrhoe, erhöhte Leberwerte, Granulozytopenie, zentralnervöse Störungen, Hauttrockenheit, Haarausfall, Herz-Kreislauf-Störung. Ototoxizität (reversibel).

Wechselw.: Wirkungsverstärkung von Antikoagulantien, Theophyllin. Verstärkung neurologischer, kardialer und hämatologischer Nebenwirkungen von gleichzeitig verabfolgten Substanzen.

Schwang.: Strenge Indikationsstellung.

Stillz.: Fehlende Angaben.

Isoniazid

Gegenanz.: Schwere Störungen der Leberfunktion, Hämostase oder Hämatopoese. Bei Hepatitissymptomen sofort absetzen, bei chronischen Leber oder ZNS-Erkrankungen engmaschige Kontrolle von Leberfunktion und neurologischem Status, bei Langsamacetylierern Dosisanpassung.

Nebenw.: Polyneuropathien, Hepatitis, Hautreaktionen, Darmatonie, Obstipation, Blutbildveränderungen; selten: psychische Störungen, Lupus-erythematodes-like-syndrome.

Wechselw.: Isoniazid vermindert die Alkoholtoleranz und verstärkt die Wirkung von Phenytoin, Carbamazepin u. Disulfiram.

Schwang.: Strenge Indikationsstellung, insbesondere in der Frühschwangerschaft.

Stillz.: Stillen ist bei strenger Indikationsstellung vertretbar. Muttermilchspiegel +++.

Itraconazol

Gegenanz.: Anwendungsbeschränkung bei Kindern (noch keine ausreichenden Erfahrungen)

Nebenw.: Gastrointestinale Störungen, Kopfschmerzen, Schwindel, Leberfunktionsstörung, Exantheme.

Wechselw.: Siehe auch Kap. 3. Wirkungsverstärkung von Cisaprid, Carbamazepim, Midazolam, Warfarin, Digoxin, Terfenadin, Astemizol. Erhöhte Itraconazolspiegel bei Gabe von Isoniazid.

Schwang.: Nur bei vitaler Indikation.

Stillz.: Kontraindiziert.

Ketoconazol

Gegenanz.: Bei Lebererkrankungen nur bei vitaler Indikation.

Nebenw.: Selten sind allergische Reaktionen, gastrointestinale Störungen und Haarausfall. Weiterhin können bei langdauernder Anwendung Leberfunktionsstörungen und Hepatitis beobachtet werden.

Wechselw.: Verminderte Bioverfügbarkeit durch Antazida, H_2-Blocker, Anticholinergika (getrennte Einnahme erforderlich). Ketoconazol erhöht die Wirkung von Cumarin-Antikoagulantien, Midazolam, Cisaprid, Terfenadin, Astemizol und Theophyllin. Wirkungsabschwächung von Isoniazid, Rifampicin, Phenytoin sowie von oralen Antidiabetika.

Schwang.: Strenge Indikationsstellung.

Stillz.: Anwendung vermeiden, Muttermilchspiegel ++.

Makrolide (Erythromycin, Azithromycin, Clarithromycin, Roxithromycin)

Gegenanz.: Überempfindlichkeit gegen Makrolide, ausgeprägte Leberinsuffizienz. Zu beachten sind die Wechselwirkungen mit verschiedensten Pharmaka.

Nebenw.: Gastrointestinale Störungen, Hautreaktionen, Leberfunktionsstörungen, sehr selten Cholestase, ZNS-Störungen, reversibler Hörverlust bei Nierenfunktionsstörungen, Pankreatitis. Bei den neueren Makroliden scheint die Nebenwirkungsrate etwas niedriger als bei Erythromycinpräparaten zu sein, z. B. bei den hepatotoxischen Reaktionen (Metabolisierung über einen anderen Stoffwechselweg).

Wechselw.: Durch Erythromycin werden die Wirkspiegel von Theophyllin, Triazolam, Midazolam, Carbamazepin, Digoxin und Antikoagulantien vom Cumarintyp (z. B. Warfarin) erhöht. Die Komedikation mit Terfenadin oder Astemizol kann kardiale Repolarisationsstörungen auslösen. Ein Teil dieser Interaktionen ist auch bei den neueren Makroliden bekannt (Fachinformationen beachten). Bei allen Makroliden wird bei gleichzeitiger Gabe von Mutterkornalkaloiden deren vasokonstriktorische Wirkung verstärkt.

Schwang.: Erythromycin-Basen gelten als relativ sicher. Bei den neueren Makroliden sollte wegen unzureichender Erfahrungen eine strenge Indikationsstellung erfolgen.

Stillz.: Keine gesicherten Erfahrungen, Muttermilchspiegel ++, Störungen der Bifidusflora möglich. Erythromycin ist erlaubt. Bei Icterus neonatorum und intravenöser Behandlung der Mutter mit Erythromycin sollte eine Stillpause eingelegt werden.

Mefloquin

Gegenanz.: Überempfindlichkeit, Krampfanfälle oder psychische Störungen in der Anamnese.

Nebenw.: Zentralnervöse Störungen, gastrointestinale Störungen, Hautreaktionen, Herzrhythmusstörungen, Blutbildveränderungen, Leberenzymerhöhungen, Haarausfall.

Wechselw.: Bei gleichzeitiger Gabe von Valproinsäure wird ihre Metabolisierung beschleunigt. Keine gleichzeitige Verabreichung mit Chinin, Chloroquin, Chinolonen (Krampfanfallrisiko erhöht), Interaktion mit Betablockern nicht ausgeschlossen. Gleichzeitige Halofantringabe vermeiden (kardiale Repolarisationsstörung).

Schwang.: Nicht in Frühschwangerschaft (tierexperimentell embryotoxisch).

Stillz.: Stillen während der Anwendung aussetzen. Muttermilchspiegel ++.

Mebendazol

Gegenanz.: Leberschäden.

Nebenw.: Diarrhoe, Leibschmerzen, Hautreaktionen, Schwindel, Haarausfall, bei hoher Dosierung auch Anstieg der Leberenzymwerte, Blutbildveränderungen. Im Säuglingsalter selten Krampfanfälle.

Wechselw.: Bei hoher Dosierung Senkung des Insulinbedarfs. Bei gleichzeitiger Gabe von Cimetidin verzögerte M.-Metabolisierung.

Schwang.: Nicht in der Frühschwangerschaft anwenden.

Stillz.: Bei hochdosierter Therapie Stillen absetzen.

Meropenem

Gegenanz.: Überempfindlichkeit.

Nebenw.: Hautreaktionen, gastrointestinale Störungen, Leber- und Nierenfunktionsstörungen, Blutbildveränderungen, Blutungen, zentralnervöse Störungen.

Wechselw.: Ausscheidungshemmung durch Probenicid.

Schwang./Stillz.: Nur bei vitaler Indikation.

Metronidazol

Gegenanz.: Überempfindlichkeit, Vorsicht bei schwerer Störung der Leberfunktion, Erkrankung des zentralen und peripheren Nervensystems, Störungen der Hämatopoese. Wegen experimentell im Tierversuch nachgewiesener Mutagenität und Teragonität strenge Indikationsstellung.

Nebenw.: Schwindel, Kopfschmerzen, Verwirrtheit, gastrointestinale Störungen (Magendrücken, Erbrechen), Geschmacksstörung (metallischer Geschmack), Hautreaktionen; selten reversible Neutropenie, periphere Neuropathie, Urethralbeschwerden, Leukopenie. Im Tierverversuch mutagen.

Wechselw.: Alkoholunverträglichkeit (Disulfirameffekt), Metronidazol verstärkt die Wirkung oraler Antikoagulantien und vom Phenytoin. Barbiturate können die Wirksamkeit von Metronidazol reduzieren.

Schwang.: Im 1. Trimenon nicht anwenden.

Stillz.: Anwendung vermeiden, bei Einmaltherapie Stillpause von 24 Stunden einlegen. (Muttermilchspiegel +++ (besonders bei Tinidazol, daher vermeiden).

Miconazol

Gegenanz.: Überempfindlichkeit gegen Konservierungsmittel Alkylhydroxybenzoat (Paragruppenallergie), bei allergischer Anamnese Antihistaminikum vor Infusion geben.

Nebenw.: Selten sind pectanginöse Beschwerden, allergische Reaktionen bis zum Schock, bei hoher Dosierung auch Schwindel, Inappetenz, Erbrechen.

Wechselw.: Keine Kombination mit anderen Antimykotika, Miconazol verstärkt die Wirkung oraler Antidiabetika, oraler Antikoagulantien und die von Phenytoin, Cisaprid und Midazolam.

Schwang.: Äußerst strenge Indikationsstellung.

Stillz.: Anwendung vermeiden (keine ausreichenden Erfahrungen).

Neomycin (per os)

Gegenanz.: Vorschädigung des Cochlear- und Vestibularapparates (auch bei Anwendung per os), terminale Niereninsuffizienz; Vorsicht bei vorausgegangener Behandlung mit Aminoglykosiden.

Nebenw.: Bei kurzzeitiger Anwendung keine, bei längerer Anwendung Malabsorptionssyndrom möglich.

Wechselw.: Resorptionsminderung von Digoxin.

Schwang.: Trotz praktisch nicht gegebener Resorption Anwendung möglichst vermeiden.

Stillz.: Wie Schwang., Muttermilchspiegel <+.

Niclosamid

Gegenanz.: Nicht bekannt (keine Resorption).

Nebenw.: Selten sind Leibschmerz, Brechreiz, Übelkeit.

Wechselw.: Ethanol vermeiden.

Schwang.: Unter üblichen Kriterien anwendbar, da keine Resorption.

Stillz.: Anwendung vertretbar, Muttermilchspiegel nicht nachweisbar.

Nitrofurantoin

Gegenanz.: (Poly-) Neuritis, Niereninsuffizienz (dosisabhängige Polyneuropathie), Glucose-6-Phosphat-Dehydrogenase-Mangel (Hämolyse). Nicht anwenden bei Neugeborenen.

Nebenw.: Gastrointestinale Störungen, allergische Hautreaktionen, bei Langzeitbehandlung allergisches Lungenödem (Nitrofurantoin-Lunge), Polyneuropathie. Bei Atemnot, Fieber, Exanthem, Cholestase oder Poyneuropathie sofort absetzen; falsch pos. Werte für Glucose, Harnstoff, alk. Phosphate, Bilirubin, Kreatinin möglich.

Wechselw.: Durch Nitrofurantoin Wirkungsabschwächung oraler Antikonzeptiva; Mg-Antacida vermindern Nitrofurantoinresorption.

Schwang.: In den letzten Schwangerschaftswochen nicht anwenden (mögliche hämolytische Anämie des Neugeborenen).

Stillz.: Anwendung vermeiden, Muttermilchspiegel ++.

Nystatin (per os)

Gegenanz.: Keine bekannt (wird praktisch nicht resorbiert).

Nebenw.: Gastrointestinale Störungen und allergische Reaktionen sind selten.

Wechselw.: Nicht bekannt.

Schwang./Stillz.: Keine Einschränkungen.

Penicilline

Gegenanz.: Penicillinüberempfindlichkeit (Kreuzallergie zu anderen Betalactamen beachten. Vorsicht bei parenteraler Anwendung an Patienten mit allergischer Diathese, Schockbekämpfung bereithalten); Vorsicht mit sehr hohen Dosen von Benzylpenicillin bei Krampfbereitschaft und Niereninsuffizienz (neurotoxische Reaktionen). Mögliche Hyperkaliämie beachten.

Ampicillin bei infektiöser Mononukleose und chronisch lymphatischer Leukämie wegen verstärkter Ampicillinallergie nicht anwenden.

Depot-Penicilline: Überempfindlichkeit gegen Penicillin oder Procain, keine intrathekale Gabe. Tief intramuskuläre Injektionstechnik beachten. Beobachtung des Patienten mindestens 30 Minuten nach der Injektion!

Nebenw.: Hautreaktionen, unter Ampicillin häufig toxisch bedingte Exantheme, Diarrhoe; bei Oxacillin, seltener bei Flucloxacillin und Piperacillin, lokale Reizerscheinungen (Phlebitis); Penicillinallergie bis zum selten auftretenden anaphylaktischen Schock; Blutbildveränderungen (Neutropenie, Thrombopenie); bei Azlo-/Mezlocillin passagerer Transaminasenanstieg; Depotpenicilline: Hoigné-Syndrom (Todesangst, Bewußtseinsverlust, Doppeltsehen, Parästhesien, Tachykardie) und Nicolau-Syndrom (Myelitis, Nekrosen, Gangrän der Extremitäten, Ödembildung). Azlo-/Mezlocillin können falsch positive Urobilinogen-Reaktion ergeben.

Wechselw.: Durch Ampicillin/Amoxicillin mit Allopurinol erhöhte Inzidenz von Ampicillin-Exanthemen; mit Ticarcillin, Piperacillin und oralen Antikoagulantien Thromboplastinzeit erhöht; Wirkungsabschwächung oraler Kontrazeptiva durch Phenoxymethylpenicillin, Ampicillin, Amoxicillin, Piperacillin, Ticarcillin; durch Colestyramin Resorptionsverlust von Phenoxymethylpenicillin; bei oraler Gabe Inaktivierung durch N-Acetylcystein; Wirkungsverstärkung durch Acetylsalicylsäure, Phenylbutazon, Indometacin; mit Ganciclovir erhöhte Krampfbereitschaft. Gemische von Penicillinen mit Gentamicin oder Tobramycin führen zur Inaktivierung in der Injektionslösung, deshalb getrennte Verabreichung. Depot-Penicilline: Kombinationen mit Clavulansäure oder Sulbactam bewirken bei oraler Gabe häufig Durchfälle.

Schwang.: Benzylpenicillin, Phenoxymethylpenicillin gelten in der Schwangerschaft als unbedenklich; bei den neueren Penicillinen sollte trotz negativer tierexperimenteller Befunde eine strengere Indikationsstellung erfolgen.

Stillz.: Wie Schwang., Muttermilchspiegel <+.

Pentamidin (parenteral)

Gegenanz.: Vorsicht bei Patienten mit Hypertonie, Hypotonie, Hypoglykämie, Leukopenie, Thrombozytopenie, Störungen von Leber- oder Nierenfunktion.

Nebenw.: Vielfältig und sehr häufig, u. a. Blutdruckabfall, Hypoglykämie, neurotoxische Reaktionen, nephro-, hepatotoxische Reaktionen, Blutbildveränderungen.

Wechselw.: Bislang keine bekannt.

Schwang.: Kontraindiziert.

Stillz.: Kontraindiziert.

Praziquantel

Gegenanz.: Okuläre Zystizerkose. Vorsicht bei Nieren- und Leberinsuffizienz sowie bei Herzrhythmusstörungen.

Nebenw.: Gelegentlich gastrointestinale Beschwerden, Benommenheit, selten Urtikaria u. Fieber.

Wechselw.: Praziquantel erhöht die Hepatotoxizität des Isoniazids, verstärkt die Blutzuckersenkung oraler Antidiabetika und vermindert die Harnsäure-ausscheidung durch Gichtmittel.

Schwang.: Strenge Indikationsstellung.

Stillz.: Stillen ist bei strenger Indikationsstellung vertretbar, Muttermilch-spiegel ++.

Proguanil

Gegenanz.: Schwere Niereninsuffizienz.

Nebenw.: Gastrointestinale Störungen, Haut- und Schleimhautreaktionen (Stomatitis), Haarausfall, Blutbildveränderungen.

Wechselw.: Keine bekannt.

Schwang.: Strenge Indikationsstellung (keine Erfahrungen).

Stillz.: Strenge Indikationsstellung, Muttermilchspiegel ++.

Pyrantelpamoat

Gegenanz.: Kinder unter 6 Monaten (keine Erfahrungen).

Nebenw.: Sehr selten gastrointestinale Störungen, zentralnervöse Störun-gen, Hautreaktionen.

Wechselw.: Piperazin (antagonistischer Effekt).

Schwang./Stillz.: Mangels ausreichender Erfahrungen strenge Indikations-stellung.

Pyrazinamid

Gegenanz.: Gicht, schwere Leberfunktionsstörung.

Nebenw.: Hyperurikämie, Leberschäden, Photosensibilisierung, Störungen der Hämatopoese.

Wechselw.: Pyrazinamid erhöht die Hepatotoxizität des Isoniazids, verstärkt die Blutzuckersenkung oraler Antidiabetika und vermindert die Harnsäure-ausscheidung durch Gichtmittel.

Schwang.: Strenge Indikationsstellung.

Stillz.: Stillen ist bei strenger Indikationsstellung vertretbar, Muttermilchspiegel ++.

Pyrimethamin

Gegenanz.: Folsäuremangel, schwere Blutbildveränderungen. Strenge Indikationsstellung bei Störung der Leber- oder Nierenfunktion.

Nebenw.: Störungen der Hämatopoese (Leukopenie, Anämie, Thrombopenie), Hautausschlag, gastrointestinale Störungen, Fieber, erhöhter Phenylalanin-Blutspiegel bei Neugeborenen; selten Dermatitis, Hautpigmentation, Depression, Mundtrockenheit; bei hoher Dosierung Schlaflosigkeit, Krampfanfälle, Kreislaufkollaps.

Wechselw.: Mit Co-trimoxazol Megaloblastenanämie, mit Zytostatika verstärkte myelotoxische Wirkung, mit Methotrexat verstärkte Krampfanfälle bei Leukämie mit ZNS-Befall. Folinsäure kompensiert Wirkung von Pyrimethamin.

Schwang.: Im 2. und 3. Trimenon zur Behandlung der Toxoplasmose erlaubt. Tierexperimentell in hohen Dosen embryotoxisch (deshalb im 1. Trimenon vermeiden).

Stillz.: Strenge Indikationsstellung, Muttermilchspiegel +++.

Pyrviniumembonat

Gegenanz.: Keine bekannt.

Nebenw.: Selten gastrointestinale Störungen, allergische Hautreaktionen; hellrote Stuhlverfärbung.

Wechselw.: Nicht bekannt.

Schwang./Stillz.: Anwendung erlaubt (keine Resorption).

Ribavirin

Gegenanz.: Mädchen und Frauen im gebärfähigem Alter.

Nebenw.: Hautreaktionen, milde Bronchospasmen, Apnoe, Konjunktivitis. Bei systemischer Gabe Blutbildveränderungen, Leberfunktionsstörungen, Harnsäureanstieg.

Wechselw.: Bei der Aerosolbehandlung nicht mit anderen Pharmaka mischen.

Schwang./Stillz.: Kontraindiziert (tierexperimentell teratogen, embryotoxisch, mutagen).

Rifampicin

Gegenanz.: Schwere Leberfunktionsstörung (engmaschige Leberfunktionskontrolle). Vorsicht bei Alkoholismus.

Nebenw.: Allergische Erscheinungen, Fieber, Hautreaktionen, Oberbauchbeschwerden, Kopfschmerz, Schwindel, Leukopenie, Thrombopenie, Leberfunktionsstörung; selten interstitielle Nephritis und Zyklusstörungen. Orange Verfärbung von Urin, Speichel, Stuhl und Kontaktlinsen möglich.

Wechselw.: Durch gesteigerte Metabolisierung beschleunigte Elimination zahlreicher Arzneimittel, z. B. von oralen Antikonzeptiva (bei der Meningokokkenprophylaxe beachten), oralen Antikoagulantien, Steroiden, Barbituraten, Digitalis.

Schwang.: Im 1. Trimenon Anwendung möglichst vermeiden, tierexperimentell Hinweise auf teratogene Wirkung.

Stillz.: Stillen ist bei strenger Indikationsstellung vertretbar, Muttermilchspiegel ++.

Spiramycin

Gegenanz.: Überempfindlichkeit.

Nebenw.: Gelegentlich Erbrechen und Durchfall, bei hoher Dosierung Übelkeit; selten Hautausschläge und Phlebitis.

Wechselw.: Mit Mutterkornalkaloiden bzw. Dihydroergotamin verstärkte Vasokonstriktion (s. Makrolide).

Schwang.: Zur Behandlung des Toxoplasmose erlaubt.

Stillz.: Anwendung wahrscheinlich vertretbar.

Sulbactam

Gegenanz.: Überempfindlichkeit.

Nebenw.: Alle Nebenwirkungen, über die bei Kombination von Sulbactam mit Penicillinen oder Cephalosporinen berichtet wird, sind mögliche Nebenwirkungen der entsprechenden Antibiotika-Komponente.

Wechselw.: Ausscheidungsverzögerung durch Probenicid.

Schwang./Stillz.: Strenge Indikationsstellung.

Sulfonamide

Gegenanz.: Schwere Hautreaktionen (Steven-Johnson- u. Lyell-Syndrom, exfoliative Dermatitis – auch in der Anamnese), schwere Blutbildveränderungen, schwere Leber- oder Nierenfunktionsstörungen, akute hepatische Porphyrie, Glucose-6-Phosphat-Dehydrogenase-Mangel, Überempfindlichkeit (auch gegen Sulfonylharnstoffe); keine Anwendung an Frühgeborenen, Vorsicht bei Neugeborenen (Kernikterus).

Nebenw.: Allergische Reaktionen (Hautreaktionen, Fieber, Kopfschmerz), gastrointestinale Störungen, Thrombopenie, Leukopenie, Leberschäden, schwere Hautreaktionen (siehe: Gegenanz.; bei Anzeichen sofortiger Abbruch der Therapie).

Wechselw.: Steigerung der Wirkung/Toxizität oraler Antikoagulantien, Methotrexat, Phenytoin, oraler Antidiabetika; Antagonismus mit Lokalanästhetika und p-Aminobenzoesäure (= verringerte Wirkung der Sulfonamide).

Schwang.: Im 3. Trimenon kontraindiziert (hämolytische Anämie und Kernikterus beim Neugeborenen).

Stillz.: Kontraindiziert, Muttermilchspiegel +++.

Teicoplanin

Gegenanz.: Vorsicht bei akutem Nierenversagen und Vorschädigung des VIII. Hirnnervs, sorgfältige Überwachung.

Nebenw.: Gelegentliche Überempfindlichkeit, allergische Hautreaktionen, Phlebitis, Transaminasenanstieg; selten Blutbildschäden, Hörverlust, Tinnitus.

Wechselw.: Verstärkte Ototoxizität bei Anwendung gleichsinnig toxischer Arzneimittel.

Schwang.: Anwendung vermeiden (unzureichende Erfahrungen).

Stillz.: Anwendung vermeiden.

Tetracycline

Siehe Doxycyclin

Tiabendazol

Gegenanz.: Überempfindlichkeit.

Nebenw.: Nausea, Erbrechen, Exantheme, zentralnervöse Symptome; selten sind Tinnitus, Cholestase, Hämaturie, Steven-Johnson-Syndrom, Photosensibilität.

Wechselw.: Keine bekannt.

Schwang.: Nicht in der Frühschwangerschaft anwenden.

Stillz.: Anwendung vertretbar, Muttermilchspiegel $<+$.

Tinidazol

Siehe Metronidazol

Trimethoprim/Sulfonamide

Gegenanz.: Siehe Sulfonamide, schwere Blutbildveränderungen; bei Frühgeborenen nicht anwenden, Vorsicht bei Neugeborenen, Vorsicht bei Leber- und Niereninsuffizienz sowie bei Folsäuremangel.

Nebenw.: Siehe Sulfonamide; abnormer Geschmack, Appetitlosigkeit, epigastrische Schmerzen, Glossitis, Gingivitis, Blutbildveränderungen, Lyell-Syndrom, Hyperkaliämie (unter hochdosiertem Trimethoprim).

Wechselw.: Siehe Sulfonamide; durch andere Arzneimittel bedingte Folsäuremangel kann verstärkt sein.

Schwang.: Siehe Sulfonamide; in der Frühschwangerschaft vermeiden, da es tierexperimentell Hinweise auf embryotoxische/teratogene Schäden durch Trimethroprim gibt.

Stillz.: Siehe Sulfonamide; Muttermilchspiegel +++.

Vancomycin

Gegenanz.: Vorschädigung des Vestibular- und Cochlearapparates.

Nebenw.: Anaphylaktoide Reaktionen während oder nach zu rascher Infusion, Blutdruckabfall nach Injektion, deshalb Infusionsdauer mindestens 60 Minuten; Nierenversagen, interstitielle Nephritis nach hohen Dosen; Verstärkung nephro- und ototoxischer Vorschädigungen; selten Anaphylaxie, Schüttelfrost, Phlebitis, exfoliative Dermatitis, Steven-Johnson-Syndrom, pseudomembranöse Kolitis, Blutbildveränderungen. Bei Anwendung per os keine wesentlichen Nebenwirkungen.

Wechselw.: Vorsicht bei gleichzeitiger Anwendung von potentiell nephro-, oto- oder neurotoxischen Substanzen.

Schwang.: Strenge Indikationsstellung.

Stillz.: Anwendung wahrscheinlich unbedenklich.

Zidovudin

Gegenanz.: Blutbildschäden, Leber- und Niereninsuffizienz.

Nebenw.: Anämie, Neutropenie, Leukopenie, Übelkeit, Kopfschmerz, Ausschlag, Bauchschmerz, Fieber, Myalgie, Parästhesien, Schlaflosigkeit, Erbrechen, Appetitlosigkeit.

Wechselw.: Durch eine Reihe von Arzneimitteln treten die Nebenwirkungen von Zidovudin stärker oder häufiger auf, z. B. verstärkt Paracetamol die Hämatotoxizität des Zidovudins (siehe Fachinformation).

Schwang.: Gute Verträglichkeit.

Stillz.: Anwendung vermeiden.

Spezifische Nebenwirkungen und Wechselwirkungen

Neurotoxische Reaktionen

Mit neurotoxischen Reaktionen muß u. a. bei Anwendung von Aciclovir, Amantadin/Rimantadin, Amphotericin B, Chinolonen, Chloramphenicol, Chloroquin, Dapson, Didanosin, Famciclovir, Ganciclovir, Imipenem, Isoniazid, Mefloquin, Metronidazol, Nitrofurantoin, Benzylpenicillin-Procain, Tiabendazol, Trimethroprim/Sulfonamid, Zidovudin gerechnet werden.

Antibiotika-assoziierte pseudomembranöse Kolitis

Für die folgenden Antimikrobiotika ist das Auftreten einer pseudomembranösen Kolitis bekannt: Cephalosporine, Clindamycin, Imipenem, Penicilline, Rifampicin, Tetracycline, Trimethroprim/ Sulfonamid, Vancomycin (vermutlich nicht durch C. difficile ausgelöst) u. a. Bei anhaltenden Durchfällen unter einer Antimikrobiotikatherapie ist immer an eine pseudomembranöse Kolitis zu denken.

Geschmacksstörungen

Geschmacksstörungen einschließlich Sensibilitätsstörungen können z. B. vorkommen nach Anwendung von Amphotericin B, Ampicillin, einigen Cephalosporinen, Ethambutol, Griseofulvin, Metronidazol, Tiabendazol, Tetracyclinen.

Phototoxische Reaktionen

Phototoxische Reaktionen sind bekannt für Chinin, Chinolone, Flucytosin, Griseofulvin, Nalidixinsäure, Pyrazinamid, Pyrimethamin, Sulfonamide, Trimethroprim/Sulfonamid, Tetracycline.

Hämolyse bei Glucose-6-Phosphat-Dehydrogenase-Mangel

Eine Hämolyse bei Glucose-6-Phosphat-Dehydrogenase-Mangel kann ausgelöst werden durch Chinin, Chinolone?, Chloramphenicol, Chloroquin, Dapson, Fungizide, Isoniazid, Nalidixinsäure, Nitrofurantoin, Piperazin, Primaquin, Sulfonamide, Trimethroprim/Sulfonamid.

Orale Antikoagulantien

Wirkungsverstärkung durch Cephalosporine (N-Methylthiotetrazol-Ceph.), einige Chinolone, Doxycyclin (Tetracycline), Erythromycin, Interferon, Metronidazol, Sulfonamide, Azol-Antimykotika.

Ciclosporin

Ciclosporin zeigt mit einer Reihe von Antimikrobiotika Wechselwirkungen: Aminoglykoside, Amphotericin B, Chinolone, Griseofulvin, Imipenem, Isoniazid, Ketoconazol, Makrolide, Rifampicin, Tetracycline, Trimethroprim i. v.

Bei jeder prophylaktischen Gabe von Antimikrobiotika sollten der zu erwartende Nutzen und die möglichen Risiken gegeneinander abgewogen werden.

Jede Antimikrobiotikaprophylaxe hat das Ziel, eine Infektion zu verhüten. Die Infektionsprophylaxe kann präexpositionell (z. B. Malaria) oder postexpositionell (z. B. Tuberkulose, Pertussis, Meningokokken-Meningitis) eingeleitet werden, um Krankheiten oder Infektionen vorzubeugen. Als Rezidivbzw. Reinfektionsprophylaxe ist die Antimikrobiotikaprophylaxe u. a. nach rheumatischem Fieber, rezidivierenden Harnwegsinfektionen oder Splenektomie anerkannt. Desweiteren erfolgt der prophylaktische Einsatz von Antimikrobiotika z. B. vor bestimmten Operationen. Manchmal besteht ein fließender Übergang zwischen Prophylaxe und Frühtherapie bei Infektionsverdacht.

Im Gegensatz zur Therapie sind Empfehlungen zur Prophylaxe mit Antimikrobiotika zumeist weniger gut fundiert und deshalb uneinheitlich. Die Tabellen 10.1 und 10.2 vermitteln einen Überblick über gegenwärtig weitgehend anerkannte sowie über fragliche, individuell zu entscheidende Indikationen der Antibiotikaprophylaxe.

Tabelle 10.1 Allgemein anerkannte Indikationen zur Antimikrobiotikaprophylaxe

Krankheit/Infektion	Mittel der Wahl (Alternative)	Bemerkungen
Agranulozytose/septische Granulomatose	Co-trimoxazol 5 mg/kg Trim./Tag	
AIDS	Zidovudin	Säuglinge HIV-positiver Mütter
Aplastische Anämie	Co-trimoxazol + Nystatin + Neomycin	Selektive Darmdekontamination
Blenorrhoea neonatorum (Gonokokkeninfektion)	1%ige Silbernitrat- oder Silberacetat-Lösung in unteren Konjunktivalsack (0,5%ige Erythromycin-, 1%ige Tetracyclin-Salbe)	Credé-Prophylaxe
Diphtherie	Benzathin-Penicillin, 1 × 0,6–1,2 Mio IE (Penicillin V oder Erythromycin p. o. für 7–10 Tage)	Nichtgeimpfte enge Kontaktpersonen und Keimträger, siehe Kapitel 5, „Diphtherie"

Tabelle 10.1 Fortsetzung

Krankheit/Infektion	Mittel der Wahl (Alternative)	Bemerkungen
Endokarditispro-phylaxe	Amoxicillin 50 mg/kg p. o. (Ampicillin 50 mg/kg i. v., evtl. plus Gentamicin 2 mg/kg, Clindamycin, 15 mg/kg, Vancomycin, 20 mg/kg, Teicoplanin, 10 mg/kg) 60 Minuten vor Eingriff	Indikationen und Antibiotika-Wahl siehe Kapitel 5, „Endokarditis"
Harnwegsinfektion	Nifurantoin, 1 mg/kg/Tag 1mal abends p. o. (Trime-thoprim 1(–2) mg/kg/Tag, Cefaclor, 10 mg/kg/Tag, 5 mg/kg/Tag)	Reinfektionspro-phylaxe, Indi-kationen siehe Ka-pitel 5, „Harnwegs Cefuroximaxetil, infektion (HWI)"
H. influenzae Typ B – Meningitis/Epiglottitis	Rifampicin (Ceftriaxon, Ciprofloxacin)	Kontaktpersonen, siehe Kapitel 5, „Meningitis, bakte-rielle"
Leukosen, Malignome unter Zytostase	Co-trimoxazol + Ny-statin + Neomycin	Selektive Darmde-kontamination
Malaria	Chloroquin, Proguanil, Mefloquin	Expositionspro-phylaxe, siehe Kapitel 6, „Malaria"
Meningokokken-Meningitis	Rifampicin (Ceftriaxon, Ciprofloxacin)	Kontaktpersonen, siehe Kapitel 5, „Meningitis, bakte-rielle"
Operationen	Cefotiam, 100 mg/kg 1mal i. v., 20–60 Minuten vor Op., evtl. 1–2 weitere Dosen (Cefuroxim 100 mg/kg) ± Metronidazol, 10 mg/kg	Perioperative Pro-phylaxe, u. a. bei Herz-, Gefäß-, Gelenk-, Darm-Operationen
Pneumocystis carinii-Pneumonie	Co-trimoxazol, 5 mg/kg/Tag Trim. in 1–2 Dosen an 3 auf einanderfolgenden Tagen/ Woche p. o. (Pentamidin-Inhalation, Dapson)	Rezidivprophylaxe bei Risikogruppen und für Kinder von HIV-positiven Müttern

Tabelle 10.1 Fortsetzung

Krankheit/Infektion	Mittel der Wahl (Alternative)	Bemerkungen
Pertussis	Erythromycin p. o. für 14 Tage oder anderes Makrolid (Co-trimoxazol)	Kontaktpersonen, siehe Kapitel 5, „Pertussis"
Splenektomie, Zustand nach; funktionelle Asplenie	Kinder < 5 Jahre: Penicillin V, 2 × 200 000 IE/Tag, (Amoxicillin 20 mg/kg/Tag); Kinder ab 5 Jahre: 2 × 400 000 IE Penicillin V/Tag. Dauer: mindestens für 2–3 Jahre nach Splenektomie, bei funktioneller Asplenie möglichst bis Erwachsenenalter	Infektionsprophylaxe besonders für junge Kinder
Streptokokken Gruppe A: – Scharlach, Tonsillopharyngitis, Erysipel	Penicillin V 100 000 IE/kg/Tag, max. 2 Mio IE/Tag, in 2 ED für 5 Tage	Nur bei Gruppen oder Familien, in denen eine Person mit Zustand nach rheumatischem Fieber oder Glomerulonephritis lebt
– Rheumatisches Fieber	Penicillin V, in 1 (2) ED: Kinder < 25 kg 0,4 Mio IE/Tag, Kinder > 25 kg 0,8 Mio IE/Tag (Benzathin-Penicillin 1,2 Mio IE/alle 4 Wochen, Erythromycin p. o.); Dauer: mindestens 5 Jahre	
Streptokokken Gruppe B: Kolonisation/ Schwangere	Ampicillin 3 × 2 g i. v. (Cefotaxim 3 × 2 g i. v.)	Pränatal nur bei mütterlichen und kindlichen Risikofaktoren
Syphilis (Neugeborene)	Penicillin G, 100 000 IE/kg/Tag über 2 Wochen	Nur bei Müttern mit aktiver Lues in der Spätschwangerschaft oder mit unbehandelter Lues
Tuberkulose	INH, 10 mg/kg/Tag p. o. in 1(–2) ED, max. 300 mg/Tag, mind. 6 Monate bei Tuberkulinkonversion	Expositionsprophylaxe, siehe Kapitel 5, „Tuberkulose"

Tabelle 10.2 Fragliche, individuell zu entscheidende Antimikrobiotikaprophylaxe

Krankheit/Infektion	Mittel der Wahl (Alternative)	Bemerkungen
Herpes simplex	Aciclovir i. v.	Exponierte Neugeborene, deren Mütter eine primäre genitale HSV-Infektion aufweisen, und Neugeborene mit Hautverletzungen, deren Mütter zur Zeit der Geburt an einer sekundären genitalen HSV-Infektion leiden.
	Aciclovir i. v. oder p. o.	Patienten vor Knochenmarktransplantation. Über rezidivierenden Herpes genitales siehe Kapitel 5 „Herpes simplex" S. 109
HIV-Infektion	Zidovudin (plus Lamivudin + Indinavir)	Über Stich- und Schnittverletzung mit möglicher HIV-Kontamination siehe Kapitel 5, „Acquired Immune Deficiency Syndrome (AIDS)"
Influenza A	Amantadin, Kleinkinder 1 × 50–100 mg/kg/Tag p. o., Schulkinder 1 × 100–150 mg/kg/Tag p. o.	Indikationen, siehe Kapitel 5, „Influenza"
Mykosen	Nystatin oder Fluconazol (Amphotericin B p. o., Itraconazol)	Risikopatienten mit langanhaltender systemischer Antimikrobiotika-therapie, Risikoneugeborene, neutropenische Patienten
Pneumonie	Polymyxin E 100 mg + Tobramycin 80 mg + Amphotericin B 500 mg, 4mal täglich	Ausgewählte Indikationen, z. B. Lebertransplantation, Langzeitbeatmung

Tabelle 10.2 Fortsetzung

Krankheit/Infektion	Mittel der Wahl (Alternative)	Bemerkungen
	über Magensonde (+ Cefotaxim 2 × 2 g/ Tag i. v.)	
Otitis media, rezidivierende	Amoxicillin, 2 × 10 mg/ kg/Tag p. o. über 6 Monate in der „kalten" Jahreszeit	Vorzugsweise bei Kindern in den ersten 2 LJ
Tierbisse durch Hunde, Katzen	Ampicillin-Sulbactam, 50 mg/kg/Tag p. o. in 2 ED für 1–2 Tage (Penicillin V 0,4–0,8 Mio IE/Tag)	Zum Schutz u. a. vor Pasteurella multocida-Infektion
Ureaplasma	Erythromycin 40–60 mg/kg/Tag p. o. für 4–7 Tage	Risikoneugeborene von Müttern mit Ureaplasma-Besiedlung
Varizellen/Zoster	Aciclovir p. o., 60 mg/ kg/Tag ab 7. Inkuba-tionstag, für 14 Tage	Expositionsprophylaxe bei onkologischen Patienten, siehe auch Kapitel 5, „Varizellen, Zoster"
Verbrennungen oder Traumata, ausgedehnte, tiefe	Amoxicillin 100 mg/kg/ Tag p. o. + Flucloxacillin 100 mg/kg/Tag p. o. für 5 Tage (Ampicillin-Sulbactam)	
Zytomegalie	Ganciclovir (Aciclovir i. v.)	Vor und nach Knochen-marktransplantationen, siehe auch Kapitel 5, „Zytomegalie"

Warenzeichen/Handelsnamen, die den Namen des Freinamens tragen, werden nicht aufgeführt

Tabelle 11.1 Verzeichnis von Warenzeichen/Handelsnamen und Freinamen ausgewählter Antimikrobiotika

Handelsname	Freiname
ABCD	Amphotericin B Kolloidkomplex
ABLC	Amphotericin B Lipidkomplex
Abelect	Amphotericin B Lipidkomplex
Achromycin	Tetracyclin
Acic	Aciclovir
Aciclostad	Aciclovir
Adekin	Amantadin
Adiclair	Nystatin
Ambactam	Bacampicillin
AmBisome	Liposomales Amphotericin B
Amoxypen	Amoxicillin
Amphocil	Amphotericin B Kolloidkomplex
Amphotec	Amphotericin B Kolloidkomplex
Ancotil	Flucytosin
Antifungal	Clotrimazol
Apatef	Cefotetan
Apocanda	Clotrimazol
Arilin	Metronidazol
Augmentan	Amoxicillin-Clavulansäure
Azactam	Aztreonam
Bactrim	Trimethoprim-Sulfamethoxazol
Batrafen	Ciclopirox
Baycillin	Propicillin

Tabelle 11.1 Fortsetzung

Handelsname	Freiname
Baypen	Mezlocillin
Berlicetin	Chloramphenicol
Berlocid	Trimethoprim-Sulfamethoxazol
Berlocombin	Trimethoprim-Sulfameracin
Biaxin	Clarithromycin
Bidocef	Cefadroxil
Biklin	Amikacin
Binotal	Ampicillin
Brulamycin	Tobramycin
Bykomycin	Neomycin
Candio-Hermal	Nystatin
Canesten	Clotrimazol
Cedrox	Cefadroxil
Cefobis	Cefoperazon
Cefrom	Cefpirom
Ceftix	Ceftizoxim
Cefzil	Cefprozil
Ceporexin	Cefalexin
Cephalex	Cefalexin
Cephoral	Cefixim
Ceporexim	Cefalexin
Certomycin	Netilmicin
Ciprobay	Ciprofloxacin
Claforan	Cefotaxim
Clamoxyl	Amoxicillin
Clont	Metronidazol
Combactam	Sulbactam
Cotrim	Trimethoprim-Sulfamethoxazol
Crixivan	Indinavir

Tabelle 11.1 Fortsetzung

Handelsname	Freiname
Cyllind	Clarithromycin
Cymeven	Ganciclovir
Cystit	Nitrofurantoin
Daktar	Miconazol
Diarönt mono	Colistin
Dichlor-Stapenor	Dicloxacillin
Diflucan	Fluconazol
Duraerythromycin	Erythromycinstearat
Duragentamicin	Gentamicin
Durapaediat	Erythromycinethylsuccinat
ektebin	Prothionamid
Elobact	Cefuroximaxetil
Elzogram	Cefazolin
EMB-Fatol	Ethambutol
EMB-Hefa	Ethambutol
Epivir	Lamivudin
Eremfat	Rifampicin
Erycinum	Erythromycinlactobionat
Erycinum	Erythromycinstearat
Eryhexal	Erythromycin Base
Ery Reu	Erythromycinlactobionat
Erysec	Erythromycinstinoprat
Erythrocin	Erythromycinlactobionat
Erythrocin	Erythromycinethylsuccinat
Eusaprim	Trimethoprim-Sulfamethoxazol
Famvir	Famciclovir
Flagyl	Metronidazol
Fortovase	Saquinavir
Fortum	Ceftazidim

Tabelle 11.1 Fortsetzung

Handelsname	Freiname
Foscavir	Foscarnet
Fucidine	Fusidinsäure
Fulcin	Griseofulvin
Furadantin	Nitrofurantoin
Gencin	Gentamicin
Gernebcin	Tobramycin
Globocef	Cefetametpivoxil
Gricin	Griseofulvin
Grüncef	Cefadroxil
Helpin	Brivudin
Hivid	Zalcitabin
InfectoBicillin	Benzathin-Penicillin V
Infectocef	Cefaclor
Infectocillin	Penicillin V
InfectoFlu	Amantadin
Infectofos	Fosfomycin
Infectomox	Amoxicillin
Infectomycin plus	Erythromycinestolat
Infectosoor	Miconazol
Infectotrimet	Trimethoprim
Infex	Amantadin
Invirase	Saquinavir
Isocillin	Penicillin V
Isozid	Isoniazid
Jenacillin	Penicillin G-Procain
Jenacillin V	Penicillin V
Jenacyclin	Doxycyclin
Jenamazol	Clotrimazol
Jenamoxazol	Trimethoprim-Sulfamethoxazol

Tabelle 11.1 Fortsetzung

Handelsname	Freiname
Jephoxin	Amoxicillin
Karex	Erythromycinstinoprat
Kefspor	Cefaclor
Keimax	Ceftibuten
Kepinol	Trimethoprim-Sulfamethoxazol
Ketek	Telithromycin
Klacid	Clarithromycin
Klinomycin	Minocyclin
Lamisil	Terbinafin
Lederderm	Minocyclin
Likuden	Griseofulvin
Lorafem	Loracarbef
Mandokef	Cefamandol
Mavid	Clarithromycin
Maxipime	Cefepim
Medismon	Erythromycinstinoprat
Mefoxitin	Cefoxitin
Megacillin	Penicillin G-Clemizol
Meronem	Meropenem
Mikotar	Miconazol
Minoclir	Minocyclin
Monomycin	Erythromycin Base
Moronal	Nystatin
Myacyne	Neomycin
Myambutol	Ethambutol
Nebacetin	Bacitracin, Neomycin
Nifurantin	Nitrofurantoin
Nifuretten	Nitrofurantoin
Nizoral	Ketoconazol

Tabelle 11.1 Fortsetzung

Handelsname	Freiname
Norvir	Ritonavir
Nyotran	Liposomales Nystatin
Opticef	Cefodizim
Oracef	Cefalexin
Orelox	Cefpodoximproxetil
Oricillin	Propicillin
Panoral	Cefaclor
Paraxin	Chloramphenicol
Paediathrocin	Erythromycinethylsuccinat
Pendysin	Penicillin G-Benzathin
Penglobe	Bacampicillin
Peteba	Prothionamid
Pipril	Piperacillin
PK-Merz	Amantadin
Podomexef	Cefpodoximproxetil
Pseudocef	Cefsulodin
Pyrafat	Pyrazinamid
Refobacin	Gentamicin
Relenza	Zanamivir
Rescriptor	Delavirdin
Retrovir	Zidovudin
Rifa	Rifampicin
Rocephin	Ceftriaxon
Rovamycine	Spiramycin
Roxigrün	Roxithromycin
Rulid	Roxithromycin
Selectomycin	Spiramycin
Sempera	Itraconazol
Simplotan	Tinidazol

Tabelle 11.1 Fortsetzung

Handelsname	Freiname
Sobelin	Clindamycin
Spizef	Cefotiam
Stapenor	Oxacillin
Staphylex	Flucloxacillin
Sterinor	Tetroxoprim-Sulfadiazin
Strepto-Fatol	Streptomycin
Sulmycin	Gentamicin
Supramycin	Tetracyclin
Suprax	Cefixim
Sustiva	Efavirenz
Syncillin	Azidocillin
Synercid	Quinupristin-Dalfopristin
Tacef	Cefmenoxim
Tardocillin	Penicillin G-Benzathin
Targocid	Teicoplanin
Tarivid	Ofloxacin
Taurolin	Taurolidin
Tazobac	Pipracillin-Tazobactam
tebesium	Isoniazid
Tefilin	Tetracyclin
Terzolin	Ketoconazol
TFT-Thilo	Trifluridin
TMP-Ratiopharm	Trimethoprim
Triapten	Foscarnet
Triflumann	Trifluridin
Triglobe	Trimethoprim-Sulfadiazin
Turimycin	Clindamycin
Turixin	Mupirocin
Unacid	Ampicillin-Sulbactam

Tabelle 11.1 Fortsetzung

Handelsname	Freiname
Unacid PD oral	Ampicillin-Sulbactam (Sultamicillin)
Vagimid	Metronidazol
Valtrex	Valaciclovir
Vibramycin	Doxycyclin
Vibravenös SF	Doxycyclin
Videx	Didanosin
Viracept	Nelfinavir
Viramune	Nevirapin
Virazole	Ribavirin
Viregyt	Amantadin
Virunguent	Idoxuridin
Vistide	Cidofovir
V-Tablopen	Penicillin V
Wilprafen	Josamycin
Ziagen	Abacavir
Zienam	Imipenem-Cilastatin
Zinacef	Cefuroxim
Zinnat	Cefuroximaxetil
Zithromax	Azithromycin
Zostrum	Idoxuridin
Zovirax	Aciclovir
Zyvox	Linezolid

Die Antimikrobiotikaliste eines Krankenhauses sollte nicht zu viele Arzneimittel enthalten. Selten gebrauchte Antimikrobiotika können per Einzelantrag von der Apotheke besorgt werden. Der Einzelantrag ist möglichst von einem klinischen Infektiologen zu bestätigen. Welche Antimikrobiotika letztendlich gelistet werden, hängt wesentlich von den im Krankenhaus vorkommenden Erregern und deren Resistenz und vom Profil des Krankenhauses ab. Die hier genannten Empfehlungen basieren auf Gegebenheiten des Klinikum Berlin-Buch (ca. 1300 Betten) mit seinen zahlreichen medizinischen Abteilungen.

Betalaktamantibiotika

Penicilline

- **Benzylpenicillin:** Penicillin G und Depotformen
- **Phenoxypenicillin:** Penicillin V
- **Isoxazolylpenicillin:** Flucloxacillin
- **Aminopenicillin:** Ampicillin i. v., Amoxicillin p. o.
- **Acylaminopenicilline:** Mezlocillin, Piperacillin
- **Betalaktamase-Hemmer:** Sulbactam, Ampicillin-Sulbactam, Piperacillin-Tazobactam, bei Kindern Piperacillin/Sulbactam.

Cephalosporine

- Cefotiam oder Cefuroxim[1]
- Cefotaxim (oder Ceftriaxon)
- Ceftazidim
- Cefuroximaxetil[2]

---

[1] Cefotiam oder Cefuroxim werden als Basis- oder Staphylokokken-Cephalosporine gelistet. Eine Alternative wäre Cefazolin. Dieses ist jedoch Betalaktamase-labil und gilt nicht als Mittel der Wahl für die Anwendung im Kindesalter.

[2] Die Oralcephalosporine der Gruppe 3 verfügen über ein breiteres Wirkspektrum, ihre Aktivität gegen S. aureus, einen wichtigen Krankenhauskeim, ist jedoch inkonstant (Cefpodoximproxetil) oder ungenügend (Cefixim, Ceftibuten, Cefetametpivoxil).

[3] Ähnliches Wirkspektrum: Gegen grampositive Erreger ist Meropenem etwas geringer, gegen Pseudomonas aeruginosa etwas stärker aktiv.

[4] Für Pseudomonasinfektionen Tobramycin, als Reserveantibiotikum Amikacin.

[5] Penicilline, Sulfonamide und Aminoglykoside sollten lokal nicht mehr angewendet werden. Das gilt ganz besonders für Entzündungen im Bereich der Haut. Für die Ophthalmologie gelten fachspezifische Empfehlungen (hier nicht berücksichtigt).

Carbapeneme

- Imipenem oder Meropenem[3]

Aminoglykoside[4]

- Gentamicin
- Tobramycin
- Amikacin

Makrolide

- Clarithromycin oder Roxithromycin oder Azithromycin
- Erythromycin i. v.

Glykopeptide

- Vancomycin
- Teicoplanin

Tetracycline

- Doxycyclin

Lincosamide

- Clindamycin

Lokalantibiotika[5]

- Bacitracin, Mupirocin, Tyrothricin
- Polymyxin B, Colistin

Antibakterielle Chemotherapeutika

- Ciprofloxacin, Levofloxacin
- Fosfomycin
- Metronidazol
- Nitrofurantoin

- Sulfadiazin
- Trimethoprim-Sulfonamid-Kombination (Co-trimoxazol)

Antituberkulotika

- Ethambutol
- Isoniazid
- Pyrazinamid
- Rifampicin

Antimykotika

- Amphotericin B, Nystatin
- Fluconazol und Itraconazol, Azole zur topischen Anwendung
- Flucytosin

Virustatika (je nach Profil der Klinik)

- Aciclovir, Famciclovir, Ganciclovir, Brivudin
- Virustatika gegen HIV
- Zanamivir
- Interferon α, β, γ

Antiparasitika

- Chinin, Chloroquin, Mefloquin, Halofantrin
- Mebendazol, Niclosamid, Praziquantel
- Pyrimethamin

13 Literatur

Bischoff M, Beck A. Wundantiseptika – Aktuelles Präparatespektrum und Anwendungsempfehlungen. Krh.-Hyg. + Inf. verh. 21, 1999, 197–202.

Barbaud A, Reichert-Penetrat S, Trechot P, Jaquin-Petit MA, Noirez V, Faure GC, Schmutz JL, Bene MC. Verwendung von Hauttests bei der Untersuchung kutaner Arzneimittelreaktionen. Z Hautkrankh 73, 1998, 513–522.

Cox FEG, Kreier JP, Wakelin D. Parasitology. In: Collier L, Balows A, Sussman M. Topley & Wilson's Microbiology and Microbial Infections, Vol. 5, Arnold, London – Sydney – Auckland, 9. Aufl., 1998.

Deutsche Gesellschaft für pädiatrische Infektiologie. Handbuch. Infektionen bei Kindern und Jugendlichen. 3. Aufl. Futuramed Verlag, München. 2000.

Forth W. Anthelminthika-Neuentwicklungen. Dt Ärztebl 94, 1997, A-2732–2735.

Handrick W. Antibiotika-Prophylaxe im Kindesalter. Pädiatr Grenzgeb 35, 1997, 439–449.

Manegold C, Jablonowski H. Antiprotozoikum Atovaquon. Arzneimittelther 14, 1996, 101–102.

Mehlhorn H, Eichenlaub D, Löscher T, Peters W. Diagnostik und Therapie der Parasitosen. Fischer, Stuttgart – Jena – New York, 2. Aufl., 1995.

Rolle U, Bennek J, Handrick W. Bissverletzungen bei Kindern. Sozialpäd 21, 1999, 387–389.

Schaefer C, Koch I. Die Beratung der Schwangeren und Stillenden zum Medikamentenrisiko. Dt Ärztebl 95, 1998, A-2637–2642.

Scholz H. Antimikrobielle Chemotherapie. In: Deutsche Gesellschaft für pädiatrische Infektiologie. Handbuch. Infektionen bei Kindern und Jugendlichen. 3. Aufl. Futuramed Verlag, München, 2000, 91–133.

Simon C, Stille W. Antibiotika-Therapie in Klinik und Praxis. 10. Aufl. Schattauer Verlag, Stuttgart – New York. 2000.

Strehl E, Ibrom W. Arzneimittelwechselwirkungen bei der Antibiotikatherapie. Krankenhauspharm 15, 1994, 238–268.

Tabelle ohne Autor. Dosierung von Antibiotika bei Patienten mit eingeschränkter und aufgehobener Nierenfunktion. Zschr Chemother 19, 1998, 13.

Westphal JF, Vetter D, Brogard JM. Reviews. Hepatic side-effects of antibiotics. J Antimicr Chemother 33, 1994, 387–401.

Whitty CJM, Sanderson F. New therapies and changing patterns of treatment for malaria. Curr Opin Infect Dis 12, 1999, 579–584.